普通医药院校创新型系列教材

现场急救知识与技术

窦英茹　张　菁　主编

科 学 出 版 社

北 京

内 容 简 介

　　本教材共八章，内容包括现场急救总则、心搏骤停与心肺复苏、创伤现场急救、常见意外伤害的现场急救、常见急症的现场急救、急性中毒的现场救护、灾害事件的现场逃生与救护、危机事件心理救助，内容丰富，涉及急救类型全面。全书注重培养学生的现场急救知识与技术，通过大量直观的图片介绍急救操作技能，结合详细的文字描述，帮助学生更加清晰地掌握重点内容。本教材每章开篇介绍了"学习要点"，让学生知晓需要掌握、熟悉和了解的要点；每章末附有"思考题"，在帮助学生梳理和总结整章内容的同时促使其思考，注重理论与实践的结合，提高其实战能力。

　　本教材是扬州大学重点教材，可供普通医药院校护理学专业本、专科学生，在职临床护理人员，继续教育学员，以及从事各层次护理专业教学、管理工作者参考、学习使用。

图书在版编目（CIP）数据

现场急救知识与技术 / 窦英茹，张菁主编. —北京：
科学出版社，2018.4（2024.11重印）
　普通医药院校创新型系列教材
　ISBN 978-7-03-056693-5

Ⅰ．①现⋯　Ⅱ．①窦⋯②张⋯　Ⅲ．①急救—医学院校—教材　Ⅳ．①R459.7

中国版本图书馆CIP数据核字（2018）第043633号

责任编辑：闵　捷
责任印制：谭宏宇 / 封面设计：殷　靓

科学出版社 出版
北京东黄城根北街 16 号
邮政编码：100717
http://www.sciencep.com
南京展望文化发展有限公司排版
江苏省句容市排印厂印刷
科学出版社发行　各地新华书店经销

＊

2018 年 4 月第　一　版　　开本：889×1194　1/16
2024 年 11 月第二十九次印刷　印张：6 1/2
字数：174 000

定价：32.00 元

普通医药院校创新型系列教材

专家指导委员会

普通医药院校创新型系列教材

《现场急救知识与技术》
编辑委员会

主 编

窦英茹 张 菁

副主编

左四琴 郭晓娟

编 委

（按姓氏笔画排序）

左四琴 刘晓红 张 菁 郭晓娟
郭凌翔 韩 婷 窦英茹

前　言

随着医学知识的普及和医学自身的发展，医疗卫生保健工作的重点逐渐由医疗单位转移至家庭和社会。"促进个人安全，保护家庭安全，提高社会安全"已不再局限于某个人或某家医院的责任，而是针对个人、家庭、社会的一个连续的、动态的行为，启发及培养公众健康意识是全社会的责任。大学生作为社会新生力量，掌握一定的现场急救知识与技术是很有必要的。

作者在编写本教材时，参阅了大量国内外最新的相关资料，其中，心肺复苏的内容参考《2015心肺复苏及心血管急救指南更新》，保证了急救知识与技术的准确性并且在急救知识与技术的介绍上做到了通俗易懂。本教材的重点在介绍急救现场第一时间的救援措施，同时强调了急救现场的心理救援。本教材旨在培养学生树立救死扶伤的人道主义思想和自救互救的知识与技术，培养合格的现场急救"第一目击者"，在关键时刻能最大限度地减少损伤和挽救自己与他人的生命。

本教材在编写过程中，得到了扬州大学护理学院、江苏省苏北人民医院、扬州大学附属医院各级领导的关心和大力支持。就组织管理而言，扬州大学护理学院各级领导都很重视本教材的出版工作，多次就编写的形式、内容等组织相关专家讨论、论证。

本教材由扬州大学出版基金资助。承担本教材编写的作者为从事急危重症护理工作的护理专家和护理学院的双师制教师，除承担护理临床、教学、科研工作之外，还集中精力编写本教材，实属不易，在此对他们的辛勤劳动及严谨的工作态度表示感谢。受编者水平所限，对书中不足之处，恳请各位专家及使用本教材的师生和同仁们不吝赐教，提出宝贵意见。

主编

2017年11月

目　录

第四章 常见意外伤害的现场急救 040

第五章 常见急症的现场急救 056

第六章　急性中毒的现场救护　070

第七章　灾害事件的现场逃生与救护　078

第一章

现场急救总则

■ 学习目标 ■

- **掌握**：① 现场急救的原则；② 现场急救的注意事项；③ 紧急呼救的方法。
- **熟悉**：① 救护员的职责；② 救护员如何进行自身防护。
- **了解**：① 现场急救的组织与管理；② 现场急救的特点。

第一节 概　　述

现场急救是指在医院以外的场所中突发疾病或意外伤害事故的紧急救护，是指在120救护车或专业医护人员到达现场之前"第一目击者"对伤员所进行的初步急救护理，因此又称院前急救。

它是重要的第一线救死扶伤工作。现场急救员由"第一目击者"和具有医学专业知识的医护人员组成。只有做到及时、有效、正确地处理伤员，才能大大减轻伤员的痛苦，挽救垂危伤员的生命，把致死率、致残率降到最低，同时还能大大缩短治愈时间。因此，现场急救工作的成败常常标志着一个国家、一个地区的医疗技术水平。

一、现场急救的特点

1. **突然发生，毫无防备**　需要进行现场急救的对象往往是突发疾病或意外伤害事故中出现的急危重症伤员，有时是个别的，有时是成批的，有时是分散的，有时是集中的。伤员多为生命垂危者，往往现场没有专业医护人员，这时不仅需要在场人员进行急救，还需要呼喊更多的人参与急救。做到群众急救知识普及化、社区急救组织网络化、医院急救专业化、急救指挥系统科学化是完成现场急救的关键。

2. **情况紧急，须分秒必争**　突发意外事故后，伤员可能会多器官同时受损，病情危及生命。此时，不论是伤员还是家属，求救心情都十分急切。心搏骤停是临床上最危重的急症，如果救治不及时，将迅速发生不可逆转的生物学死亡。因此，时间就是生命，必须分秒必争，需要立即对伤员采用复苏技术抢救心跳、呼吸骤停者，采用止血、固定等方法抢救大出血、骨折等病危者。

3. **病情复杂，难以准确判断**　意外事故发生时，伤员数量多、伤情重，一个伤员可能合并有多个系统、脏器的受损，需要具有丰富的医学知识、过硬技术的医疗人员才能完成现场急救任务。有的灾害现场虽然伤员比较少，但由于发生紧急，只能依靠自救或依靠"第一目击者"进行现场急救。

4. **条件简陋，须就地取材**　现场急救的现场通常无齐备的抢救器材、药品和转运工具。因

笔记栏

此,要机动、灵活地在伤员周围寻找代用品,通过就地取材来获得消毒液、绷带、夹板、担架等。否则就会失去急救时机,给伤员造成更大损伤和不可挽回的后果。

二、现场急救的目的

1. 挽救生命　　无论在什么场合、采用何种救护方法,挽救伤员的生命是救护的最根本目的。在现场救护中应先救命后治伤,为伤员的后续治疗创造条件,打下基础。

2. 防止病情恶化及继发损伤　　在救护中,需及时抢救伤员,同时通过止血、包扎、骨折固定等急救措施,预防病情的继续发展。

3. 减轻伤残　　及时有效地采取救护措施,不仅能挽救伤员的生命,防止病情的恶化,促进伤病的恢复,而且能减轻伤员的伤残。

4. 增进心理救助　　通过对伤员的心理辅导和心理服务,增进心理救助,促进其康复。

三、现场急救的原则

现场急救的任务是采取及时、有效的急救措施和技术,最大限度地减轻伤员的痛苦,降低致残率和致死率,为医院抢救打好基础。现场急救总的原则是优先抢救现场通过急救能存活的伤员,此外,还必须遵守以下原则。

1. 先复苏后固定　　遇有心跳、呼吸骤停且伴有骨折者,应首先采取心肺复苏术,直到心跳、呼吸恢复后,再进行骨折固定。

2. 先止血后包扎　　遇到大出血又有伤口者,首先立即用间接指压法、止血带止血法等方法进行止血,接着消毒伤口并进行包扎。

3. 先重伤后轻伤　　遇到危重伤员和病情较轻的伤员时,优先抢救危重者,后抢救病情较轻者。

4. 先急救后转运　　过去遇到伤员,多数是先送后救,这样可能会错过最佳抢救时机,造成不应有的死亡或致残。应该先救后送,在送伤员到医院的途中,不要停止实施抢救,继续观察病情变化,少颠簸,注意保暖,快速、平安地到达目的地。

5. 急救与呼救并重　　在遇到成批伤员时,应较快地争取到大量急救外援。当大量外援到达后,在意外事故现场指挥部的统一领导下,有计划、有组织地进行抢救、分类、转送伤员等工作。

6. 对伤员的心理关怀　　由于突发疾病或意外伤害,伤员往往没有足够的心理准备,可出现紧张、恐惧、焦虑、忧郁等各种心理反应,此时急救人员应保持镇静,紧张而有序的救护本身就会使伤员产生一种心理慰藉和信任。同时应关怀、安慰伤员,使其保持镇静,以积极的心态配合急救人员的救护。

四、现场急救的步骤

现场救护是在各种环境和条件的复杂现场中进行的,救护者为了保障救护秩序和救护质量可按下列救护步骤进行。

紧急的情况下,通过实地感受、眼睛观察、耳朵听声、鼻子闻味等来对现场巡视,在数秒钟以内完成评估,寻求医疗帮助。

(一) 现场评估

观察现场对救护员、伤员及旁观者有无造成伤害的可能,以及进入现场的安全。具体内容有以下几个方面。

1. 现场判断　　及时了解情况,包括现场安全、引起伤害的原因、受伤人数等,以及自身、伤员及旁观者是否身处险境,伤员是否仍有生命危险。然后判断现场可以利用的资源,以及需要何种支援等。

2. 保障安全　　在进行现场救护时,可能会有意外因素使参与救护员产生危险,因此,应首

笔记栏

先确保自身安全。如对触电者现场救护，必须切断电源，然后才能采取救护；在怀疑煤气泄漏的现场，切勿按门铃和使用电话，或任何电器及会发出静电火花的装置，进入现场之前，必须关掉无线电话；在交通事故中，急救时须确保道路交通已受控制，正确摆放交通限行标识，并关掉汽车引擎，方可进行急救。在救护中，不要试图兼顾太多工作，以免使伤员及自身陷入险境。要清楚明了自己能力的极限。在不能消除存在危险的情况下，应尽量确保伤员与自身的距离，安全救护。

3. 个人防护　　第一目击者在现场救护中，采用个人防护用品，防止伤害因素侵害自身。在可能的情况下，用呼吸面罩、呼吸膜等实施人工呼吸，还应戴上医用手套、眼罩、口罩等个人防护品。个人防护设备必须放在容易获取的地方，以便现场的急用；另外，个人防护设备的运用，必须参与相关知识的培训或按使用说明正确地使用。

（二）判断伤病情

对现场发生的伤员损害原因和危重程度进行判断，并对受害的人数做出统计。判断的主要依据为查看伤员意识、气道、呼吸、循环体征和伤口等。

1. 意识　　判断伤员神志是否清醒。在呼唤、轻拍、摇动时，伤员睁眼或有肢体运动等其他反应，表明伤员有意识。清醒程度可用A、V、P、U四个字母做代号来记录（参见第五章第一节），伤员对任何刺激都没有反应即为意识丧失。

2. 气道　　保持气道通畅对于呼吸是必要的条件。如伤员有反应但不能说话、不能咳嗽，可能存在气道梗阻。如伤员不省人事，咽喉部肌肉会松弛，舌肌会后坠，阻塞咽喉及气道，使呼吸时发出响声（如打鼾声），甚至不能呼吸，留意伤员是否有异常呼吸音，必要时清除伤员口腔内的异物，如呕吐物、痰、血块等。因舌肌连接下颌，如将下颌托起，应将舌头上提，防止气道阻塞。

使伤员气道通畅的方法如下：① 如伤员意识不清但没有颈椎骨折的可能，可用仰头抬颏/颌法畅通气道（参见第二章第二节）；② 如伤员意识不清，并且怀疑颈椎骨折，应在固定伤员头部及颈椎的前提下小心地应用上述方法畅通气道。

3. 呼吸　　呼吸是生命存在的象征。正常成人呼吸16～20次/分；儿童20～30次/分；新生儿40～44次/分；危重患者呼吸变快、变浅乃至不规则，呈叹息样。在畅通气道后，对无反应的伤员进行呼吸的检查，如伤员呼吸停止，保持气道通畅，立即施行人工呼吸。

4. 循环体征　　在检查伤员的意识、气道、呼吸之后，应对伤员的循环体征进行检查。可以通过检查循环体征，如呼吸、咳嗽、运动、皮肤颜色、脉搏情况等来进行判断。正常成人心跳60～100次/分；儿童80～120次/分；新生儿120～140次/分。呼吸停止，心跳随之停止；或者心跳停止，呼吸也随之停止；心跳、呼吸几乎同时停止也是常见的。心跳反映在手腕处的桡动脉、颈部的颈动脉（参见第二章第二节），轻易触到，用5～10 s的时间检查伤员呼吸、大动脉的脉搏及观察循环征象。如有必要，预防休克发生和进行心肺复苏。

5. 瞳孔反应　　眼睛的瞳孔又称"瞳仁"，位于黑眼球中央。正常时双眼的瞳孔是等大圆形的，直径2～5 mm，遇到强光能迅速缩小，很快又回到原状。用手电筒突然照射一下瞳孔即可观察到瞳孔的反应。当伤员脑部受伤、脑出血、严重药物中毒时，瞳孔可能缩小为针尖大小，也可能扩大到黑眼球边缘，对光线不发生反应或反应迟钝。当出现脑水肿或脑疝时双侧瞳孔一大一小。瞳孔的变化反映了脑病变的严重性。

6. 全面检查　　对伤员的头部、颈部、胸部、腹部、骨盆、脊柱、四肢进行检查，看有无开放性损伤、骨盆畸形、触痛、肿胀等体征，有助于对伤员的病情判断。还要注意伤员的总体情况，如表情淡漠不语、冷汗、口渴、呼吸急促、肢体不能活动等变化为病情危重的表现；对外伤伤员还应观察神志不清程度，呼吸次数和强弱，脉搏次数和强弱；注意检查有无活动性出血，如有必要立即采取止血等。

笔记栏

五、现场急救的注意事项

（1）必须保持冷静，以增强伤员信心。

（2）估计伤员人数，伤员众多时，决定处理的优先次序。

（3）从伤员的前面接近伤员。

（4）向伤员或周围人表明自己是急救员或曾经接受过急救培训。

（5）在急救中注意保护伤员的隐私和尊严。

（6）在照料年纪小的伤员时，急救人员必须先向儿童及其家长或亲属解释，以消除误会，增加信心。

（7）如伤员意识不清，应请旁人代为打电话报警，急救人员则尽快为伤员进行"CAB"（C, circulation，即建立人工循环；A, airway，即开放气道；B, breathing，即口对口人工呼吸）程序复苏。

（8）如伤员无呼吸和脉搏，而现场只有一名急救人员，应立即进行心肺复苏，同时呼叫救护车。

（9）遇到意识不清且怀疑颈椎骨折的伤员，如果呼吸道有阻塞的情况，急救人员注意在保护颈椎情况下确保其呼吸道通畅。

（10）如非必要，不应给予需要急救的伤员任何饮食或药物。

（11）保存一切警方可能需要的现场证据及留住目击证人。

第二节　救护员的职责和防护

一、救护员的职责

（1）迅速观察现场安全情况，确保伤员、急救人员及周围人员的安全，不可贸然进入危险环境中。

（2）迅速判断伤员的伤病程度。

（3）尽快寻求帮助，呼叫医务人员到场救治并运送伤员到医院。

（4）利用曾学习过的急救知识和技术认真处理伤员，尽快对伤员做出初步处理，在医务人员到场后帮助施救。

（5）遇到群体伤情况，首先到达现场的救护员应全面关注并指挥对所有伤员的处理，切勿只顾救助某一伤员而忽视其他伤员的早期救助。

二、救护员的道德守则

（1）救护员的行为应当符合正确的急救操作方法。

（2）救护员应发扬人道主义精神，不求回报地帮助伤员。应努力做到以下几点。

1）无私：救护员不应存有私心，应平等地对待每一位伤员。

2）无贪心：救护员不应擅自拿取伤员的财物。

3）不求回报：抢救伤员是自愿行为，救护员不应期望伤员任何方式的回报。

（3）救护员应具有高度负责的精神，处处为伤员着想。

三、救护员的自我防护

救护员因抢救工作的需要，常常处在意外伤害、突发事件复杂环境的现场，面临中毒、触电、烧伤和传染的可能。救护员的自我防护，一方面预防对自己的伤害和侵袭，保护自己以救助他人；另一方面通过个人的防护能减少对伤员的污染，保护伤员的生命，使其免遭二次伤害。

在一般情况下，人的皮肤是一道天然屏障，保护机体不受病毒或细菌入侵。在急救过程中，救护员可能要接触到伤员的体液或血液，如果救护员的皮肤有伤口，乙型肝炎或人类免疫缺陷

笔记栏

病毒有可能由此进入体内。因此在急救时，应遵循以下的原则来防止救护员及伤员之间的交叉感染。

因此，救护员的自我防护在救护工作中十分重要，要自觉做好以下几个方面。

（1）戴上口罩。

（2）戴上一次性手套。

（3）避免被伤员身上或者现场的尖锐物品刺伤。

（4）在接触伤口前，急救人员最好戴上胶手套，有条件时还可穿上塑胶围裙及戴上护目镜，防止接触伤者的血液或体液，并避免体液溅入眼睛。在进行人工呼吸时，使用人工呼吸面膜、戴面罩、气囊及面罩复苏器等以减少与伤者的口对口接触。

（5）在处理伤员后，使用肥皂水清洁双手并清洗和消毒急救用品。

第三节　现场急救的组织与管理

一、医学急救系统

医学急救是国家防灾减灾大系统中的重要组成部分。医学急救系统由指挥系统、县市急救网络、群众性急救和医院急救专业组成。

1. **急救指挥系统**　　中央急救指挥中心是全国最高指挥机构，其职责是：制定医学急救总体方案；建立健全专业人员与群众、地方与军队、急救与自救网络；筹措急救药品、物资，包括基层和医院的急救装备；组织研究急救伤病的致病机制和救治方法，组织培训急救伤病的救治方法，组织交流急救伤病的救治经验；提高急救成功率；加强卫生防疫系统的组织、计划、人员、物资落实工作。在某一时间某种灾害可能出现大批伤员时，做好抢救人员、运送工具及将重伤员送往理想医院的协调工作。抢救伤员关键的一步是做好现场急救。

2. **县市急救网络**　　在县市应由卫生行政部门将所辖范围内的医疗卫生部门、机关、学校、工厂、农村的医务人员及群众性自救组织组成一个有机的急救网络。一般以城市5 km、农村10 km范围进行划片定点，选定医疗单位负责培训、监督，互相支援，做到有灾害性伤病时及时进行急救。为了克服院外急救人力、物力缺乏的弱点，在伤员到达医院就诊前，使伤员得到妥善处理，降低病死率，普及急救知识、提高群众的急救水平是当务之急。可以通过现场急救教育来普及急救知识。

3. **群众急救知识普及化**　　急救指挥系统从中央到地方，是统一规划、统一建设、统一架构、统一指挥的系统。群众急救知识普及化、县市急救网络化和医院急救专业化是急救指挥系统的核心、基础和支柱。

二、现场伤员的分类和设立救护区标志

当各种严重意外伤害或灾难性事故发生时，一般总是伴随着批量伤员的出现，如地震、水灾、火灾、战争、恐怖事件、爆炸或建筑物倒塌，以及高速公路撞车、飞机失事等，伤员的初期现场急救十分重要，因此必须加强现场急救培训工作，广泛普及心肺复苏术及创伤现场急救技术，提高普通人群的自救、互救知识与技能；必须充分发挥通信、运输、医疗等各种因素的功能与作用。重视伤后10 min的"白金抢救时间"和1 h内的"黄金抢救时间"，使伤员尽快获得最有效的救护，提高现场急救成功率，保护伤员的生命安全。

1. **现场伤员分类的重要意义**　　现场伤员分类的重要意义在于提高急救效率。疾病突发、意外伤害发生后，伤员数量大，伤情复杂，危重伤员多，常会出现急救技术力量不足与需要抢救伤员

笔记栏

较多的矛盾,现场急救后转送与运输的矛盾,急救物资短缺与需求量大的矛盾。解决这些矛盾的办法就是对伤员进行分类。做好伤员的分类工作,按伤员病情的轻重缓急,快速进入"绿色生命安全通道",可以保证将现场有限的人力、物力和时间用在抢救有存活希望者的身上,使急救和转运工作有条不紊地进行,提高伤员的存活率,降低伤亡率和伤残率。

2. 现场伤员分类的要求

(1)分类工作应由经过训练、经验丰富、有组织能力的人员来承担。

(2)分类工作是在特殊、困难而紧急的情况下边抢救边进行的。

(3)分类应按先危后重、先重后轻的原则进行。

(4)分类应快速、准确、无误。

3. 现场伤员分类的判断 在意外突发事件中,现场伤员分类是以决定优先急救对象为前提的,首先根据意识、呼吸、心跳及总体情况4个方面来判断伤员的状况。如果轻重不分、主次不明,就会耽误真正危重的伤员。判定一个伤员只能在1～2 min内完成。通过以上对伤员的简单分类,便于对现场分类做标记和采取针对性急救方法。

4. 现场伤员急救的标记 对现场伤员分类判断后,一般采用分类卡进行标识。分类卡(包括颜色)由急救系统统一印制,背面注有简要病情,挂在伤员左胸的衣服上。如没有现成的分类卡,可临时用硬纸片自制。各类伤员的伤情程度及处理方式见表1-1。

表1-1 伤情程度及处理方式

类别	程度	标志	处理方式及伤情
一	危重伤,危及生命者	红色	立即处理;严重头部伤,大出血、昏迷、各类休克、严重挤压伤、内脏伤、张力性气胸、颌面部伤、颈部伤、大面积烧伤(＞30%)
二	重伤,马上危及生命者	黄色	次优先处理;胸部伤、开放式骨折、长骨闭合性骨折、小面积烧伤(＜30%)
三	轻伤,可行走者	绿色	延期处理;无上述情况的伤员
四	致命伤	黑色	不处理;按有关规定对死者进行处理

5. 现场急救区的划分 当现场有大批伤员时,最简单、最有效的急救措施是按伤情分类划出4个区,分别用红、黄、绿、黑四色彩旗显示各自的急救区位置(图1-1)。这对于混乱的救援现场意义非常重要,其目的是便于有条不紊地进行急救和转运伤员。

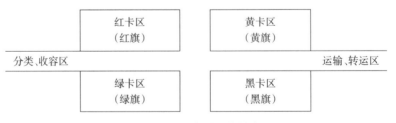

图1-1 现场急救区的划分

三、伤员的转送

伤员的转送是指将伤员经过现场初步急救后送到医疗技术条件较好的医院的过程。搬运伤员时要根据具体情况选择合适的搬运方法和搬运工具。在搬运伤员时,动作要轻巧、敏捷、协调。对于转运路途较远的伤员,需要找合适的、轻便且震动较小的交通工具,途中应密切观察病情变化,必要时做急救处理。伤员送到医院后陪送人应向医护人员交代病情,介绍急救处理经过,以便入院后的进一步处理。

1. 掌握转送医院的指征 有下列情况之一的伤员应该转送:转送途中没有生命危险;应当实施的急救处置已全部完成;伤病情有变化已经处置;骨折已固定。

笔记栏

2. 对暂缓转送的伤员要及时救治　　对暂缓转送的伤员要进行基本生命支持,必要时进行高级生命支持。有下列情况之一的暂缓转送:休克症状未纠正,病情不稳定;颅脑伤疑有颅内高压,可能有脑疝;脊髓损伤并有呼吸功能障碍;胸、腹伤后病情不稳定;骨折固定不确定或未经妥善处理者。

第四节　紧 急 呼 救

紧急呼救是指在医院外各种事故发生现场,救护员在救护前通过有线或无线通话系统向专业急救机构或附近医疗机构发出呼救,这对保障危重伤员获得及时救助至关重要。世界各国规定了本国统一的呼救电话号码,便于民众记忆和使用,如美国的"911"、法国的"15"、日本的"119"、我国香港的"999"、我国内地的"120"等。

一、紧急呼救工具与方式

1. 呼救工具　　常用的通信工具有无线电话和有线电话,这种方式既方便、及时,又可靠。

2. 单人或多人呼救方式　　事发现场如果只有一名救护员,采用边抢救边呼救的方式;如果现场有多人,可作相应分工,救护员进行救护伤员,另请他人通知EMS机构或附近的医疗机构派专业救护人员及救护车辆到事发现场救护。

二、紧急呼救内容与要求

1. 熟记呼救电话号码　　除牢记我国呼救电话"120""110""999"(香港)外,还应了解当地医疗机构的电话,以便就近得到及时救护。

2. 呼救时报告的内容

(1)接通电话后,把伤员发生的原因、人数、目前最危重的情况(如昏迷、心跳呼吸停止)及正在抢救的情况告诉120急救中心,以供参考。如有大批伤员,还应请求对方协助向有关方面呼救,争取相关部门来援助。

(2)详细告诉120急救中心报告人的电话号码,急症患者的姓名、性别、年龄、住址(包括区、街道、门牌号或乡、镇、村),以及周围明显标记等,要求准确、无误。如伤员是儿童,还应将他的家长姓名、联系电话告诉对方。如果伤员不能行走且身边无人能抬时,可向120要求派出担架员。

(3)一定听清120急救中心的答复内容。如120急救中心派出救护车,最好有人到附近路口等候,为救护车引路,以免耽误时间;同时准备好住院用品,包括必要的衣物、既往的病历和近期的心电图及有关的X线片、CT片等,并带急救住院费。

(4)如直接送往医院、急救站,要问清路途和注意事项。

(5)询问对方有何问题,对方答复后,再挂断电话。

(6)伤员如果独自一人在现场且神志清醒时,可自己拨通急救电话"120",同样把自己的姓名、病情、地址等详细情况告诉对方,请求速来急救,并呼请邻居速来协助。

(7)讲述伤员所在的详细地址。讲清出事地点,如某路口、哪个商店楼上等。

3. 呼救后的准备

(1)应派人在伤员所在地附近显眼的地方等候救护车到来,以便及时引导救护车到达抢救现场。

(2)清除楼梯或走道上影响搬运的杂物,以便伤员顺利通过。

(3)准备伤员必须携带的物品。

(4)在呼救20 min后,如果救护车还未到达,可再次联系,伤员情况许可时,不另找车辆,以免重复。

笔记栏

4. **救护车** 打通电话后,急救中心的专业人员会根据病情尽快派出医务人员和救护车。救护车一般有两种类型,即普通型和危重病监护型。普通救护车一般由1名急救医生、1名护士、1名驾驶员组成,装备有心电图仪1台、氧气瓶1个、急救箱1个。危重病监护车至少由1~2名专科急救医生、1~2名护士及1名驾驶员组成,装备有吸氧设备、电吸引器、人工电除颤器和心脏起搏器、呼吸机和简易呼吸器、心电图仪和心脏监护仪、心肺脑复苏用品、洗胃机、胸腔闭式引流装置及各种急救用药。

小 结

现场急救总则
- 概述
  - 现场急救的特点
  - 现场急救的目的
  - 现场急救的原则
  - 现场急救的步骤
  - 现场急救的注意事项
- 现场急救的职责与防护
  - 救护员的职责
  - 救护员的道德守则
  - 救护员的自我防护
- 现场急救的组织与管理
  - 医学急救系统
  - 现场伤员的分类和设立救护区标志
  - 伤员的转送
- 紧急呼救的方法
  - 呼救工具与方式
  - 呼救内容与要求

【思考题】
(1)现场急救的目的有哪些?
(2)如何进行现场伤员分类?
(3)如何对伤员进行基本检查?
(4)打120急救电话必须讲明哪些问题?

(窦英茹)

笔记栏

第二章

心搏骤停与心肺复苏

学习目标

- **掌握**：心肺复苏的基本程序及有效指征。
- **熟悉**：心搏骤停的常见原因及临床表现。
- **了解**：自动体外除颤器的操作程序及使用注意事项。

心搏骤停是日常生活中最危重的急症,可迅速导致死亡,应尽早进行高质量的心肺复苏,建立和维持有效的呼吸、循环功能,以提高患者存活的机会,改善复苏后的生存质量。

第一节 心 搏 骤 停

一、概述

心搏骤停是指患者的心脏在正常或无重大病变的情况下,受到严重打击引起的心脏有效收缩和泵血功能突然停止,引起全身组织严重缺血、缺氧,是心脏性猝死的最主要原因。

（一）循环系统的生理知识

循环系统由心脏、血管和调节血液循环的神经体液组成。其主要功能是为全身各器官组织运输血液,通过血液将氧气、营养物质和激素等供给组织,并将组织产生的代谢废物运走,以保证人体新陈代谢的正常进行,维持生命活动。

1. **心脏**　　心脏是中空的肌性器官,位于胸腔中纵隔内,周围裹以心包。心脏内部分四个腔,即左、右心房,左、右心室。心脏似一个"动力泵",保证心脏血液定向流动,左心房、左心室通过的是血色鲜红的动脉血,右心房、右心室通过的是血色暗红的静脉血。

心肌细胞分为普通心肌细胞和特殊心肌细胞。前者具有收缩性,后者具有兴奋性、自律性和传导性。心脏传导系统是由特殊心肌细胞构成的,包括窦房结、结间束、房室结、希氏束、左右束支及其分支和浦肯野纤维。窦房结为正常人心脏的起搏点。冲动经过传导,分别兴奋心房肌和心室肌,引起心房和心室节律性收缩。

2. **血管**　　心脏是血液流动的动力泵,血管是血液流动的管道。血管是由动脉、静脉、毛细血管组成。动脉血（除肺动脉外）内血氧含量高,呈鲜红色；静脉血（除肺静脉外）内含二氧化碳较多,血色暗红。

动脉的主要功能为输送血液到器官组织,能在各种血管活性物质的作用下收缩和舒张,影响局

笔记栏

部血流量,改变血流阻力,故又称"阻力血管"。毛细血管是人体进行物质及气体交换的场所,故称其为"功能血管"。静脉主要收集来自全身各处的毛细血管网的血液,将之送回心脏,其容量大,又称"容量血管"。

3. 血液　血液由血浆和血细胞(红细胞、白细胞、血小板)组成,占自身体重的7% ~ 8%。血液在维持正常的生活活动中起着极其重要的作用,其主要功能有以下几种。

(1)运输功能:血液将机体代谢所需要的氧、营养物质运送到组织细胞,将组织细胞的代谢产物运送到肺、肾、皮肤和肠管,排出体外。

(2)调节功能:血液具有调节机体酸碱度的功能。

(3)防御和保护功能:血液中的白细胞和各种免疫物质对机体有保护作用。血小板、凝血因子等具有促进凝血和防止出血的作用。

4. 调节循环系统的神经-体液

(1)调节循环系统的神经:主要包括交感神经和副交感神经。当交感神经兴奋时,心率加快,血压升高;当副交感神经兴奋时,心率减慢,血压下降。

(2)调节循环系统的体液因素:如肾素-血管紧张素-醛固酮系统、血管内皮因子、某些激素和代谢产物等。这些物质对维持正常的循环功能起重要作用。

5. 血液循环的机制　　血液循环是指血液由心脏搏出,经动脉、毛细血管、静脉返回心脏的循环过程。按血液循环的途径不同,可分为体循环和肺循环。

(1)体循环:是指携带氧和营养物质的动脉血液由左心室搏出,经主动脉及其各级分支流向全身毛细血管,通过毛细血管完成组织内气体、物质交换,经过交换后,使动脉血变成了静脉血,再经过小静脉、中静脉,最后经上、下腔静脉进入右心房。

(2)肺循环:从全身回流入右心房的静脉血,由右心室搏出,经肺动脉到达肺泡毛细血管网,进行气体交换,排除二氧化碳,将含氧高的动脉血由肺静脉汇入左心房。

(二)呼吸系统的生理知识

呼吸系统由呼吸道和肺组成。空气经过呼吸道到肺,在此进行气体交换,摄取生命不可缺少的氧气,排出体内代谢物二氧化碳。机体与外界环境之间的气体交换的过程称为呼吸,一般来说,人类的呼吸运动都习惯地指气体吸入和呼出的过程。

1. 呼吸道　　由鼻、咽、喉、气管、支气管及分支组成,是气体进出的通道。

2. 肺　　肺为气体交换的器官,位于胸腔内,纵隔的两侧左右各一,富有弹性,内含空气,其表面覆盖光滑、湿润的内外两层胸膜,若胸膜破裂,空气进入胸膜腔形成气胸,使肺受压萎陷,就会导致呼吸困难。经过支气管反复分支到末端为肺泡,是气道的终点。肺泡是无数个像葡萄一样的空泡,壁是由一层非常薄的、气体极易透过的扁平上皮细胞组成,气体通过肺泡壁和毛细血管壁进行血液和肺泡内的气体交换。

3. 膈肌　　膈肌为向上膨隆呈穹窿状扁肌,将胸腔与腹腔分隔,是重要的呼吸肌。膈肌收缩时,穹窿圆顶下降,扩大胸腔,空气进入肺内;松弛时,穹窿圆顶上升,缩小胸腔,肺内气体呼出。

4. 呼吸机制　　肺的扩张、缩小是靠肋间肌和膈肌等呼吸肌群的收缩和舒张运动,使胸廓扩大和缩小而产生的。呼吸运动有节律性,它主要接受中枢神经系统的调节。进入肺脏的氧气由肺泡入毛细血管,血液携带着新鲜氧气流遍全身,供应组织细胞的需要,维持极其重要的生命活动。组织细胞呼出的二氧化碳,从毛细血管到达肺泡,经呼吸道排出体外。

(三)心搏骤停后病理生理变化

心搏骤停后,心泵的功能完全丧失,血液因失去推动循环的动力而停止流动,血氧浓度显著降低,全身组织器官均处于缺血、缺氧状态,造成组织器官损伤。缺血、缺氧时间过长就会发生不可逆性损伤。

由于脑组织对缺血、缺氧最敏感,一般心搏骤停几秒钟内,患者即可发生意识突然丧失,伴有局部或全身性抽搐。由于尿道括约肌和肛门括约肌松弛,可同时出现大小便失禁。停搏20～30 s内,由于脑中尚存的少量含氧血液可短暂刺激呼吸中枢,呼吸可呈叹息样或短促痉挛性呼吸,随后呼吸停止。停搏60 s左右可出现瞳孔散大。停搏4～6 min,脑组织即可发生不可逆的损害。

二、心搏骤停的常见原因

导致心搏骤停的主要原因包括心源性和非心源性因素。

（一）心源性因素

心源性因素是因心脏本身的病变所致。冠心病是造成成人心搏骤停的最主要病因,约80%心脏性猝死是由冠心病及其并发症引起。由各种心肌病引起的心脏性猝死占5%～15%。严重心律失常是心脏性猝死的另一重要原因。

（二）非心源性因素

1. 各种原因所致呼吸停止　　如窒息、颅脑外伤等均可导致呼吸停止,引起心肌严重缺氧而发生心搏骤停。

2. 严重的电解质与酸碱平衡失调　　严重的低血钾、高血钾等电解质紊乱等,影响心脏的自律性和收缩性,最终可引发心搏骤停。

3. 突然意外事件　　如严重创伤、电击伤等可致心搏骤停。

4. 其他　　如药物中毒或过敏反应等均可造成心搏骤停。

三、心搏骤停的临床表现及判断

1. 临床表现

（1）意识突然丧失,可伴有短暂性抽搐和大小便失禁,随即全身松软。

（2）大动脉搏动消失,触摸不到颈动脉搏动。

（3）呼吸停止或先呈叹息样呼吸,继而停止。

（4）面色苍白或呈青紫色。

（5）双侧瞳孔散大。

2. 判断　　心搏骤停的典型"三联征":突发意识丧失、呼吸停止和大动脉搏动消失。成人通常是检查颈动脉搏动,也可触摸股动脉,儿童可检查肱动脉搏动。

第二节　心肺复苏基本知识

心肺复苏是针对心搏、呼吸停止所采取的抢救措施,即应用胸外按压形成暂时的人工循环并恢复心脏自主搏动和血液循环,用人工呼吸代替自主呼吸并恢复自主呼吸,达到恢复苏醒和挽救生命的目的。

为成功挽救心搏骤停患者的生命,需要诸多环节环环相扣,1992年10月,美国心脏协会正式提出"生存链"概念。成人生存链是指对突然发生心搏骤停的成人患者所采取的一系列规律有序的步骤、规范有效的救护措施,将这些抢救环节以环链形式连接起来,就构成了一个挽救生命的"生命链"。《2015 AHA心肺复苏及心血管急救指南更新》明确院外出现心搏骤停患者的生存链包括以下5个环节:① 立即识别心搏骤停并启动急救反应系统;② 即时高质量心肺复苏;③ 快速除颤;④ 基础及高级急救医疗服务;⑤ 高级生命维持和骤停后护理(图2-1,摘自《2015 AHA心肺复苏及心血管急救指南更新》)。

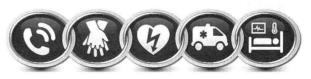

图2-1　心血管急救成人生存链

笔记栏

一、心肺复苏的基本程序

（一）评估现场环境

1. 方法　　确保现场对施救者和患者是安全的。若是车祸等事件就需要注意周围经过的车辆，若有必要甚至需要转移伤者以保证施救者的安全。若为灾害事件所致，如地震、海啸甚至瓦斯爆炸等事件，施救则需依靠其实地感受、眼睛观察、耳朵听声、鼻子闻味等对异常情况作出判断，以避免在救援过程中遭受某些继发事件的威胁，以免不必要的伤害。

2. 注意点　　仔细检查现场环境中是否存在对施救者和患者的安全隐患，避免进一步的伤害。

（二）判断患者反应

1. 方法　　拍双肩、耳边呼喊，轻拍重叫。大声询问："你怎么啦？"如认识，可直接呼喊其姓名。婴儿可用手拍击其足底部。

2. 注意点　　不可用力摇动肩部，以防加重骨折等损伤。

（三）呼救，启动应急反应系统

1. 方法

（1）患者无反应，立即呼叫周围人员前来协助。

（2）通过手机等移动设备启动应急反应系统，拨打"120"。

2. 注意点

（1）呼叫周围人员协助时，需指定专人拨打"120"并反馈结果，同时指定专人将周围的自动体外除颤器（AED）取来。

（2）通过手机等移动设备拨打"120"时，可采用免提通话形式，这样不影响对患者的抢救。

（3）拨打"120"时要详细说清人物、地点和需抢救人数，以帮助救援人员准确到达事发地，缩短急救时间。

（4）可向"120"调度员电话咨询急救的相关知识，必要时可让其通过电话进行远程指导抢救。

（四）置患者于复苏体位

1. 方法　　将患者仰卧于硬板床或平地上，头、颈部应与躯干保持在同一轴面上，将双上肢放置在身体两侧，解开衣领、松解裤带，暴露胸壁。

2. 注意点　　如患者摔倒时面部向下，应在呼救的同时小心转动患者，使患者全身各部成一个整体转动，躺在平整而坚实的地面或床板上。这时尤其要注意保护患者的颈部，可以一手托住颈部，另一手扶着肩部，使患者平衡地转动至仰卧位。

（五）检查呼吸和脉搏

1. 方法　　操作者示指和中指并拢，从患者气管正中部（相当于喉结的位置）向旁滑移2～3 cm，在胸锁乳突肌内侧触摸颈动脉搏动（图2-2），同时观察患者面部、呼吸情形和胸廓有无起伏。儿童可检查其股动脉，婴儿可检查其肱动脉或股动脉。

2. 注意点

（1）脉搏、呼吸需同时检查，且检查时间控制到10 s内。

（2）触摸颈动脉不能用力过大，以免颈动脉受压，妨碍头部血供。

（3）没有正常呼吸或仅有喘息，不妨碍进行心肺复苏。

（4）时间控制可以采用数数法：读出"1001"四个数字的时间大约相当于1 s。

（六）胸外心脏按压

胸外心脏按压是指在患者胸骨适当位置按压使

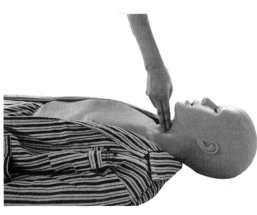

图2-2　触摸颈动脉搏动

笔记栏

其下陷,压迫心脏使心脏收缩产生血液流动,从而为全身重要器官提供血液灌注。

1. 方法

(1)抢救者位于患者右侧,根据患者所处位置的高低采用跪式或站式等不同体位进行按压。一手掌根部置于患者按压部位,另一手掌叠加在其上,双手手指交叉相扣,下面的手指尽量上翘,避免触及胸壁。按压时双肘关节伸直,利用身体重量,垂直向下按压(图2-3)。

(2)按压位置:① 成人,将双手放在胸骨下半部,即剑突上2横指(图2-4)。② 儿童,将双手或一只手(对于很小的儿童可用)放在胸骨的下半部。③ 婴儿(新生儿除外),将2根手指放在婴儿胸部中央、乳线正下方(图2-5),或将双手拇指环绕放在婴儿胸部中央、乳线正下方(图2-6)。

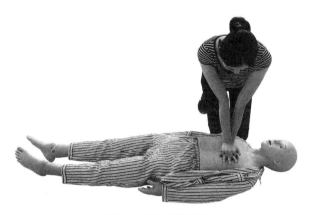

图2-3 胸外心脏按压

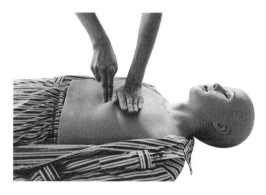

图2-4 成人胸外心脏按压位置

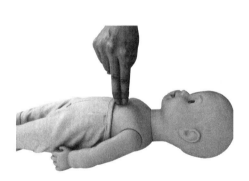

图2-5 婴儿心脏按压手法(一)

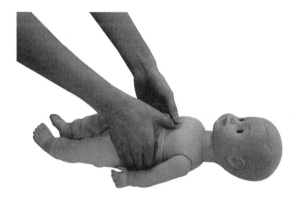

图2-6 婴儿心脏按压手法(二)

(3)按压速率:100 ～ 120次/分。

(4)按压深度:

1)成人:至少5 cm,不超过6 cm。

2)儿童:至少为胸部前后径的1/3,大约5 cm。

3)婴儿(新生儿除外):至少为胸部前后径的1/3,大约4 cm。

(5)胸廓回弹:保证每次按压后胸廓充分回弹,不可在每次按压后倚靠在患者胸壁上。

2. 注意点

(1)按压时仅掌根部贴在胸骨上,手指不能压在胸壁上,这容易引起肋骨骨折。

(2)按压部位要准确。向下错位易使剑突受压折断而致肝破裂。向两侧错位易导致肋骨骨折,引起气胸、血胸。

(3)按压时肘部不能弯曲。否则会用力不垂直,按压力量减弱,按压深度达不到5 ～ 6 cm。

(4)不能冲击式按压,其效果差,且易导致骨折。

笔记栏

（5）放松时掌根部不能离开胸部定位点，否则会导致下次按压部位错误，引起骨折。

（6）放松时要使胸部充分回弹，不可在每次按压后倚靠在患者胸部，使血液难以回到心脏。

（7）匀速按压，不可随意加快或减慢速度，影响按压效果。

（8）双手手指交叉相扣，而不是简单的重叠放置。

（9）按压中断时间限制在10 s以内。

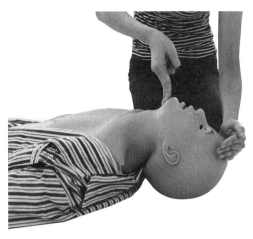

图2-7　开放气道（仰头抬颏法）

（七）开放气道并清除口鼻腔分泌物

1. 方法

（1）仰头抬颏/颌法：站立或跪在患者身体一侧，用一手置于患者前额部用力使头后仰，同时另一手示指、中指并拢，放在下颏部的骨性部分向上抬颏/颌，使下颌角、耳垂连线与地面垂直（图2-7）。

（2）疑似头颈部创伤者，使用托颌法开放气道。此法具有一定的技术难度，需要接受培训。

（3）及时清除口鼻腔分泌物。

2. 注意点

（1）手指不要压迫患者颈前部、颏下软组织，以免压迫气道。

（2）疑有头颈部创伤者，心肺复苏时不能使头部后仰，以免进一步加重颈椎损伤。因此，碰到此类患者建议未经过专业培训的人员不要进行开放气道及人工呼吸的操作，单纯进行胸外心脏按压即可。

（八）人工通气

人工通气是指用人工的方法使空气有节律性地进入肺内，然后利用胸廓和肺组织的弹性回缩力使进入肺内的气体呼出，如此周而复始以代替自主呼吸。口对口人工通气是现场急救时比较常用的一种人工通气方法。

1. 方法　　口对口人工通气即在开放气道的前提下，用按于前额一手的拇指和示指，捏闭患者的鼻孔，将纱布盖于患者口鼻处，通常呼吸下，双唇包住患者口部（不留空隙），进行缓慢人工通气，至胸廓上抬1 s后，立即停止吹气，与患者口部脱离，同时放松捏鼻的手，以便患者从鼻孔呼气（图2-8）。因婴儿口鼻开口均较小，位置又很靠近，救护者可用口包住婴儿口鼻，施行口对口鼻人工通气（图2-9）。

2. 注意点

（1）采用口对口人工通气时，一定要注意应用合适的通气防护装置，既能保证通气效果又能有效保护施救者。

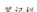

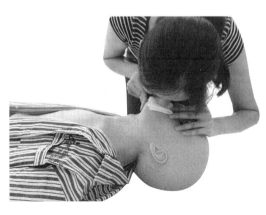

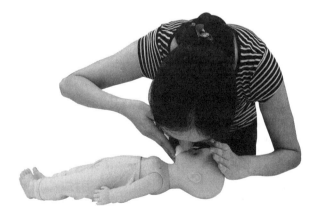

图2-8　成人口对口人工呼吸　　　　　图2-9　婴儿口对口鼻人工呼吸

（2）一定要在开放气道的前提下进行人工通气,否则空气不能进入肺内。

（3）口对口人工通气时暂时停止胸外心脏按压。

（4）每次吹气量不要过大,胸廓上抬1 s后即可。

（5）不愿意行口对口人工通气时,可以单纯进行胸外心脏按压。

（6）若患者为成人,1名或2名施救者的按压通气比为30 ∶ 2;若患者为儿童、婴儿(新生儿除外),1名施救者的按压通气比为30 ∶ 2,2名以上施救者的按压通气比为15 ∶ 2。

（九）早期除颤

1. 方法　　尽早获取自动体外除颤器(AED)后,立即按操作流程进行体外除颤。除颤后应立即给予5个循环的心肺复苏后再检查脉搏和心律。

2. 注意点　　参见本章第四节内容。

二、心肺复苏的有效指征

现场心肺复苏2 min或按比例进行按压通气5个循环后进行心肺复苏效果的评估,心肺复苏的有效指征如下。

（一）颈动脉搏动

复苏有效时,每一次按压都可以摸到一次搏动,如若停止按压,搏动亦消失,应继续进行胸外按压。如若停止按压后,脉搏仍然跳动,则说明患者心跳已经恢复。

（二）自主呼吸出现

如果复苏有效,自主呼吸也可能恢复。

（三）神志

复苏有效时,可见患者有眼球活动,睫毛反射与对光反射出现,甚至手脚开始抽动,肌张力增加。

（四）瞳孔

复苏有效时,可见瞳孔由散大开始回缩。如瞳孔由小变大、固定,则说明复苏无效。

（五）面色及口唇

复苏有效时,可见面色由发绀转为红润。如若患者面色转变为灰白色,则说明复苏无效。

三、心肺复苏的终止条件

心肺复苏应坚持连续进行,在现场抢救中不能随便作出停止复苏的决定。现场施救者停止心肺复苏的条件为以下内容。

（1）患者自主呼吸及心跳已有良好恢复。

（2）有其他人接替抢救,或有医务人员到场承担了复苏工作。

（3）有医生到场,确定患者已死亡。

第三节　自动体外除颤器

早期心脏除颤是救护心搏骤停患者生命的重要环节。因为成人心搏骤停最常见的为心室颤动,此时心肌活动紊乱,失去协调,心脏不能泵出血液。电除颤是以一定量的电流冲击心脏从而使室颤终止的方法。

电除颤技术经过了数十年的研究有了很大的发展,除颤方式由原来的体内除颤发展到体外除颤,由院内除颤发展到院外(现场)除颤,由医生、护士除颤发展到现场非专业人员(第一目击者)除颤;除颤器的研制也发展到现在的自动体外除颤器。实践表明,现场自动体外除颤器的应用,极大提高了心搏骤停复苏存活率。

笔记栏

一、自动体外除颤器的功能

自动体外除颤器(automatic external defibrillator, AED),是一种便携式、易于操作,稍加培训即能熟练使用,专为现场急救设计的急救设备,从某种意义上讲,AED不仅是一种急救设备,更是一种急救新观念,一种由现场目击者最早进行有效急救的观念。它有别于传统除颤器,可以经内置电脑分析和确定发病者是否需要予以电除颤。除颤过程中,AED的语音提示和屏幕显示使操作更为简便易行。自动体外除颤器对多数人来说,只需几小时的培训便能操作。美国心脏协会(American heart association, AHA)认为,学用AED比学心肺复苏(cardiopulmonary resuscitation, CPR)更为简单。

AED机器本身会自动判读心电图然后决定是否需要电击。全自动的机型甚至只要求施救者替患者贴上电击贴片后,它即可自己判断并产生电击。半自动机型则会提醒施救者去按下电击钮。在大部分的场合施救者即使误按了电击钮,机器也不会做出电击。有些机型更可使用在儿童身上(低于25 kg或小于8岁),但一般必须选择儿童专用的电极贴片。

二、AED的操作程序

(1)开启AED,打开AED的盖子,依据视觉和声音的提示操作(有些型号需要先按下电源)。

(2)给患者贴电极,在患者胸部适当的位置上,紧密地贴上电极。通常而言,两块电极板分别贴在右胸上部和左胸左乳头外侧,具体位置可以参考AED机壳上的图样和电极板上的图片说明。

(3)将电极板插头插入AED主机插孔。

(4)开始分析心律,在必要时除颤,按下"分析"键(有些型号在插入电极板后会发出语音提示,并自动开始分析心律,在此过程中请不要接触患者,即使是轻微的触动都有可能影响AED的分析),AED将会开始分析心律。分析完毕后,AED将会发出是否进行除颤的建议。当有除颤指征时,不要与患者接触,同时告诉附近的其他任何人远离患者,由操作者按下"放电"键除颤。

(5)一次除颤后未恢复有效灌注心律,进行5个周期CPR。除颤结束后,AED会再次分析心律,如未恢复有效灌注心律,操作者应进行5个周期CPR,然后再次分析心律,除颤,CPR,反复至急救人员到来。

三、AED的使用注意事项

(1)AED进行心律分析时,必须停止心脏按压和人工呼吸,停止接触或移动患者,以免影响分析结果。

(2)施救者目击成人患者晕倒时,应立即使用AED分析心律,并按语音提示进行电击,每次电击后,立即施行2 min心肺复苏。非目击患者晕倒,救护者应先施行2 min心肺复苏,然后连接AED进行电击。

(3)成人患者不可使用儿童用的电极片。儿童患者使用儿童专用的电极片,紧急情况下亦可用成人电极片替代。

(4)对1岁以下的婴儿患者不建议使用AED。

(5)因永久性心脏起搏器多埋藏于左锁骨下方的皮肤下面,电击可以使起搏器发生故障,在进行电击除颤时,电极片应距离起搏器至少10 cm。

(6)正确使用电极片。确保患者胸部皮肤清洁干燥,电击片与皮肤要紧密贴合。电极片用后应丢弃,不可重复使用。

(7)除颤器是发放高电量的医疗仪器,不正确地使用或者保养,可能使患者、救护者和旁观者受到伤害,甚至危及生命,仪器本身也可能会损坏。在使用时应参考除颤器制造方的使用说明,熟识仪器性能,规范操作,定期保养。

笔记栏

第四节 心肺复苏操作流程

一、成人心肺复苏操作流程（图2-10）

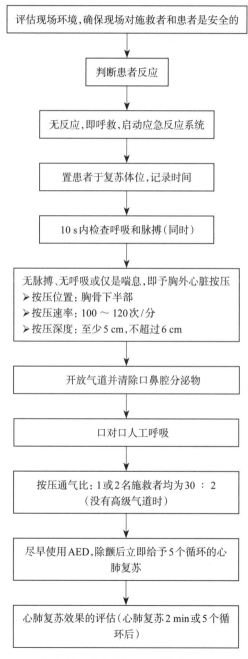

图2-10 成人心肺复苏操作流程图

二、儿童、婴儿(除新生儿外)心肺复苏操作流程(图2-11)

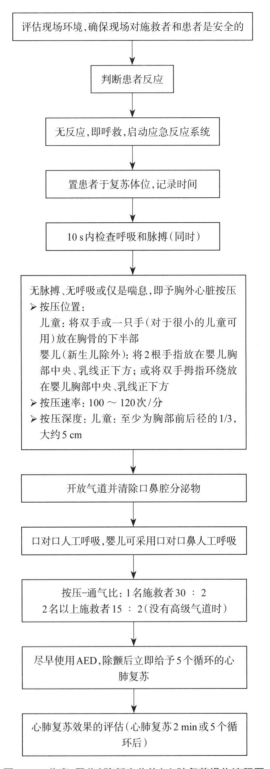

图2-11 儿童、婴儿(除新生儿外)心肺复苏操作流程图

小　结

心搏骤停与心肺复苏
- 心搏骤停
  - 概述
  - 心搏骤停常见原因
  - 心搏骤停的临床表现及判断
- 心肺复苏基础知识
  - 心肺复苏的基本程序
  - 心肺复苏的有效指征
  - 心肺复苏的终止条件
- 自动体外除颤
  - 自动体外除颤器的功能
  - 自动体外除颤器的操作程序
  - 自动体外除颤器的使用注意事项
- 现场心肺复苏操作
  - 成人现场心肺复苏操作流程
  - 儿童、婴儿（除新生儿外）心肺复苏操作流程

【思考题】

（1）简述成人院外心肺复苏的基本程序。

（2）心肺复苏成功的指标有哪些？

（刘晓红）

笔记栏

第三章

创伤现场急救

═══════ **学习目标** ═══════

● **掌握:**常见的止血技术、包扎技术、固定技术和搬运技术。
● **熟悉:**① 止血、包扎、固定和搬运的注意事项;② 特殊部位的创伤急救要点;③ 关节扭伤及脱位的现场急救措施。
● **了解:**特殊部位创伤的原因和表现。

第一节 概 述

创伤是指致伤因素作用于人体引起的组织或器官的损伤。由于致伤因素的种类不同,引起机体的损伤程度不同,轻者造成体表损伤,引起疼痛或出血,重者导致功能障碍、残疾,甚至死亡。

一、创伤的原因及分类

常见的创伤原因包括交通伤、坠落伤、机械伤、锐器伤、跌撞伤、火器伤等。交通伤是非战时最常见的外伤原因,常造成多发伤、多发性骨折、脊柱损伤、内脏损伤等严重创伤。坠落伤通过直接摔伤和力的传导导致创伤,以脊柱损伤、骨盆骨折、多发性骨折、颅脑损伤及内脏破裂为主要表现。机械伤以绞伤、挤压伤多见,常导致开放性损伤、断肢、血管神经损伤等。锐器伤时锐器一般刺入较深,可引起深部的内脏血管损伤。跌撞伤好发于老年人,轻者局部疼痛,重点可造成各部位骨折甚至颅脑损伤。火器伤一般伤口小而深,也可表现为穿透伤,常损伤深部组织、器官。

创伤可发生在全身,损伤的程度和形式也各异,现场急救中创伤主要分为以下4类。

1. **开放性创伤** 开放性创伤有伤口及出血,细菌可通过开放创面入侵导致感染。如果大血管损伤,出血量大且迅速,需立即止血包扎,否则短时间内可造成失血性休克。

2. **闭合性创伤** 指皮肤或黏膜表面完整无伤口,受伤处肿胀青紫,可伴有骨折及内脏损伤,细菌感染机会不大,但很难现场评估实际失血量,容易延误病情。故当伤员受到暴力外伤时,检查处理完可见伤口后,立即转送医院做进一步全面检查。

3. **多发伤** 指同一致伤因素同时或相继造成一个以上部位的严重创伤。多发伤组织、脏器损伤严重,死亡率高。现场急救时要特别注意呼吸、脉搏及脏器损伤的判断,防止遗漏伤情。

4. 复合伤　　指由于不同致伤因素同时或相继造成不同性质的损伤,如摔倒后撞倒桌子上的硫酸后引起跌撞伤和化学伤。现场急救时需根据不同创伤的性质采取相应措施。

二、创伤现场急救的原则

创伤现场急救的原则是先抢救生命,后保护功能;先重后轻,先急后缓。

1. 尽快脱离危险环境,放置合适体位　　救护人员到现场后,确认现场环境安全后可就地实施急救。如果现场环境危险,需尽快协助伤员转运至就近、安全、平坦的环境,避免伤员的二次损伤和救护员受到伤害。

2. 优先抢救生命　　首先进行初级评估,评估内容依次为A、B、C、D、E。A为气道(airway),评估伤员能否说话、能否正常发音、气道有无梗阻、颈椎有无损伤。B为呼吸(breathing),评估伤员是否有自主呼吸、呼吸是否正常、胸廓有无起伏、两侧胸廓起伏是否对称,注意判断伤员是否发生气胸。C为循环功能(circulation effectiveness),评估伤员有无脉搏、脉搏是否正常、外出血情况、毛细血管充盈时间及皮肤颜色及湿度、温度等。D为神志状况(disability),评估伤员是否清醒,对语言、疼痛有无反应等。E为暴露(exposure),评估伤员时可移除衣物,以评估和识别任何潜在的疾病或损伤症状,注意伤员的保暖和保护隐私。如果伤员出现心跳呼吸骤停,需立即采取心肺复苏;如果伤员呼吸微弱,需立即判断原因,解除呼吸道梗阻并给予人工呼吸。

3. 控制出血,防止休克　　控制明显的外出血是减少现场死亡的最重要措施之一。

4. 伤口处理,减少感染　　主要为包扎和固定伤口。注意:① 不要随意去除伤口内异物和血凝块,避免引起再次出血和损伤。② 外露的内脏、断肢、肌肉切勿现场回纳。③ 有骨折者行临时固定。

5. 安全快速转运　　对伤员进行认真检查和初步急救后,必须迅速转送到医院做进一步检查和接受专科医生的治疗,转运途中需密切观察伤员的病情变化。

第二节　止血技术

正常成人的血液总量约占其体重的8%,如一个体重为60 kg的成人,血液总量为4 800 mL。1次出血量在400 mL以下一般不引起全身症状,出血量超过400 mL可出现头晕、心悸、乏力等症状,出血量超过1 000 mL即出现脉搏增快、血压下降、出冷汗、皮肤苍白、尿量减少等急性周围循环障碍的症状,严重者甚至休克。在各种突发创伤中,出血往往是首发表现,实施迅速、准确、有效的止血是现场救护中的首要步骤。

一、出血的种类

出血分为皮下出血、内出血和外出血。皮下出血是由于跌倒、撞伤、挫伤等造成的皮下软组织内出血,形成血肿、瘀斑,一般可自愈。内出血可通过两方面来判断出血量:一是根据有无咯血、呕血、便血、血尿等判断各脏器有无出血;二是根据面色苍白、脉搏增快、血压下降等周围循环障碍的症状来判断大致出血量。外出血分为动脉出血、静脉出血和毛细血管出血。动脉出血为鲜红色,出血速度快,呈喷涌状,血液不易凝固,须尽快控制出血;静脉出血为暗红色,出血速度稍慢,大部分静脉出血较易控制,但深静脉出血较难控制;毛细血管出血呈鲜红色,呈渗出状,一般可自行凝固。

笔记栏

二、止血的材料

常用的止血材料有无菌敷料(纱布垫)、绷带、三角巾、创可贴、止血带(充气式或橡皮的)、绷带卷等。如没有,可就地取材,如毛巾、衣物、手帕等。禁止使用电线、铁丝、尼龙绳等代替止血带。

三、止血的方法

(一) 指压法

用手指、手掌或拳头压迫伤口近心端动脉血管上,阻断血液流通达到暂时止血的目的,压迫时注意抬高患肢。因动脉有侧支循环,故效果有限,需及时改用其他方法止血。常用的部位如下。

1. 头顶部出血   一侧头顶部出血时,用拇指压迫同侧耳前,对准耳屏上方 1.5 cm 处的搏动点(颞浅动脉)(图 3-1)。

2. 颜面部出血   一侧颜面部出血时,用拇指和示指压迫同侧下颌骨下缘与咬肌前缘交界处的搏动点(面动脉)(图 3-2)。

3. 鼻出血   用拇指和示指压迫鼻唇沟与鼻翼相交的端点处,伤员头仰起(图 3-3)。

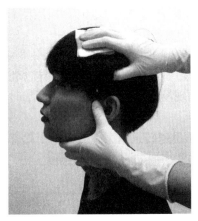 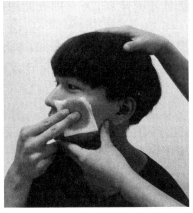 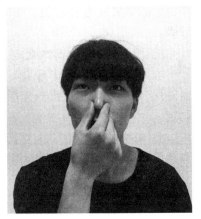

图3-1　头顶部出血压迫部位　　　　图3-2　颜面部出血压迫部位　　　　图3-3　鼻出血压迫部位

4. 头面部出血   一侧头面部出血时,用拇指或并拢四个手指按压同侧气管外侧与胸锁乳突肌前缘中点之间的强搏动点(颈总动脉),将其压向颈椎止血(图 3-4)。注意不能同时压迫两侧颈总动脉,且压迫时间不能过久,以免引起大脑缺血。

5. 腋部和上臂出血   压迫同侧锁骨上窝的搏动点(锁骨下动脉)阻断血流(图 3-5)。

6. 前臂出血   抬高患肢,压迫上臂内侧中部搏动点(肱动脉)末端止血(图 3-6)。

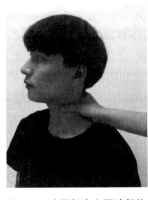 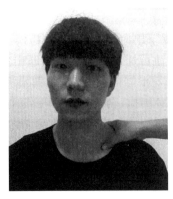 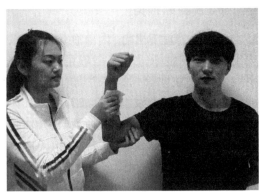

笔记栏

图3-4　头面部出血压迫部位　　图3-5　腋部和上臂出血压迫部位　　图3-6　前臂出血压迫部位

7. **手掌出血**　抬高患肢,压迫患侧手腕部内外侧搏动点(尺、桡动脉)止血(图3-7)。

8. **手指出血**　抬高患肢,用两手指分别压迫手指掌根处两侧的搏动点(指动脉)止血(图3-8)。

9. **大腿部出血**　用双手拇指重叠或双手掌根部重叠压迫腹股沟中点稍下部的强搏动点(股动脉)止血(图3-9)。

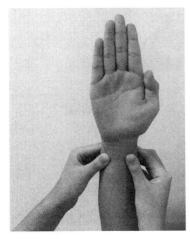
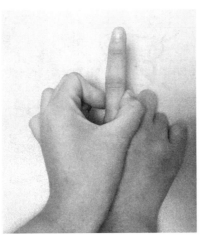
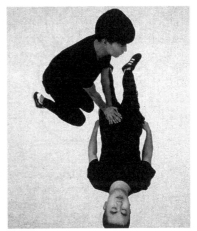

图3-7　手掌出血压迫部位　　　　图3-8　示指出血压迫部位　　　　图3-9　大腿部出血压迫部位

10. **小腿出血**　在腘窝中部压迫腘动脉(图3-10)。

11. **足部出血**　用两手拇指分别压迫足背中心近脚腕处的搏动点(胫前动脉)和足跟内侧与内踝之间的搏动点(胫后动脉)(图3-11)。

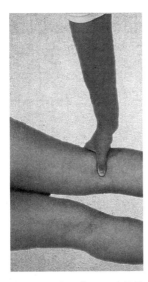
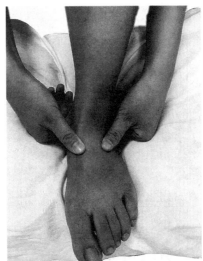

图3-10　小腿出血压迫部位　　　图3-11　足部出血压迫部位

（二）止血带止血法

此法适用于四肢较大动脉的出血,用加压包扎或其他方法不能有效止血而有生命危险的,使用止血带前,应先在止血带下放好衬垫物。常用的止血带止血法见下。

1. **橡皮止血带止血法**　在患肢伤口的近心端加以衬垫,一手掌心向上,手背贴近肢体,止血带一端用虎口夹住,留出10 cm,另一手拉紧止血带绕肢体1～2圈后,止血带由贴于肢体一手的示、中两指夹住末端,顺着肢体用力拉下,将余头穿入压住,以防滑脱(图3-12)。

笔记栏

2. 卡式止血带止血法　　将松紧带绕患肢一周,然后自动锁卡即可。调节松紧时,用手向后一收按住锁卡开关,另一手拉紧松紧带。如需放松止血带,解开锁卡开关(图3-13)。

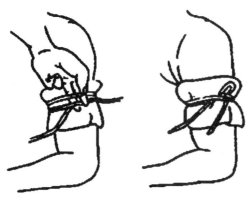
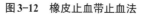

图3-12　橡皮止血带止血法

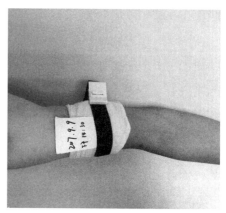

图3-13　卡式止血带止血法

3. 布条止血带止血法　　用三角巾折成带状或就地取材做成布条。包括勒紧带止血法、绞紧带止血法。勒紧带止血法是用布条绕患肢伤口近心端一圈做垫,第二圈压在前圈上勒紧打结(图3-14)。绞紧带止血法用布条在患肢伤口近心端绕一圈,两端向前拉紧,打一活结,取笔或其他棒状物体插在外圈内,旋转笔绞紧后将其插入活结小圈内固定(图3-15)。

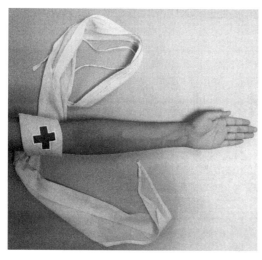

图3-14-1　勒紧带止血法

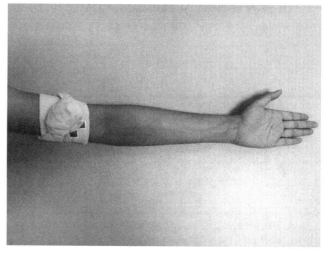

图3-14-2　勒紧带止血法

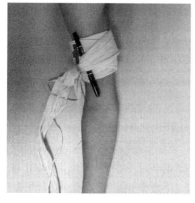

图3-15-1　绞紧带止血法

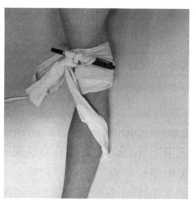

图3-15-2　绞紧带止血法

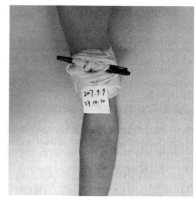

图3-15-3　绞紧带止血法

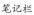

（三）加压包扎止血法

此法适用于体表及四肢的小动脉,中、小静脉或毛细血管出血,可达到暂时止血的目的。将无菌敷料或清洁的纱布、毛巾、衣服覆盖在伤口上,用手或其他物体在敷料上施加压力,或使用绷带、三角巾或布条加压,同时需抬高患肢。

（四）加垫屈肢止血法

腋窝、肘窝或腘窝出血时,可用大小适宜的垫子放在关节处,然后屈曲关节并用绷带扎紧。有关节损伤者禁用(图3-16)。

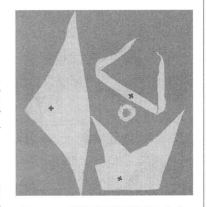

图3-16　腘窝加垫屈肢止血法

（五）填塞止血法

用无菌纱布、棉垫等填塞在伤口内,再用绷带、三角巾等加压包扎。本法适用于创口较深、出血迅猛且无法使用指压止血或止血带止血的部位。

四、止血的注意事项

止血带止血法使用不当可造成神经或软组织损伤、肌肉坏死,甚至危及生命。注意事项如下。

1. 掌握使用适应证　　止血带止血法只适用于四肢血管出血,能用其他方法临时止血的,不轻易使用止血带。上臂中1/3部位禁止扎止血带,以免压迫桡神经引起上肢麻痹。

2. 要加衬垫　　所有的止血带均不可直接扎在皮肤上,应在其与皮肤之间加衬垫。

3. 结扎松紧合适　　压力以刚达到远端动脉搏动消失、出血停止为宜。止血带不可紧或过松,过紧可能损伤健康组织,过松达不到止血目的。

4. 上完带子做好标记　　需在明显部位醒目地注明结扎止血带的日期、时间和部位。

5. 定时放松带子　　止血带一般每隔半小时松开一次,每次放松1～3 min。需慢慢松开止血带并观察出血情况,如有出血,暂用指压止血法压迫血管,待松开时间到,系上止血带,并重新注明日期、时间和部位。

第三节　包扎技术

包扎在创伤伤员的急救中应用广泛,目的是保护伤口、减少感染、压迫止血、固定敷料等,有利于伤口的早期愈合。

一、包扎的材料

包扎的材料包括纱布垫、绷带、三角巾、创可贴、尼龙网套及现场的干净毛巾、衣物等。

二、包扎的方法

（一）三角巾包扎法

三角巾的用途较多,可折叠成带状包扎较小伤口或作悬吊带,可展开或折成燕尾状包扎较大伤口,也可将两块三角巾接在一起包扎更大的创面。三角巾常见的规格及折叠形状见图3-17。如果现场没有三角巾,可取用毛巾、衣物等剪成或折成三角巾形状,并准备细布带做顶角的带子。注意三角巾包扎前需在伤口上垫敷料。

1. 头面部包扎

（1）头顶部包扎法:三角巾底边反折,正中放于患者前额眉上,顶角经头顶垂于枕后,然后将两底脚经耳上向后扎紧,在枕部

图3-17　折叠成不同形状的三角巾

交叉后再经耳上绕到一侧眉尾上打结固定。最后将顶角向上反折塞入底边内(图3-18)。注意打结处不能压到太阳穴。

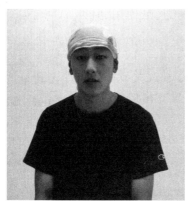 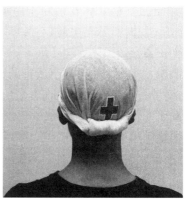

图3-18-1　头顶部包扎法　　　　图3-18-2　头顶部包扎法

　　(2)风帽式包扎法:在顶角、底边中点各打一结,将顶角结放在额前,底边结放在枕后,将两底边拉紧并向外反折数道折后,交叉包绕下颌部后绕至枕后在预先做成的底边结上打结(图3-19)。

　　(3)面具式包扎法:三角巾顶角打结套在颌下,罩住面部及头部,将两端拉紧至枕后交叉,再绕回前额打结。在双眼、鼻、口部各剪一小口(图3-20)。

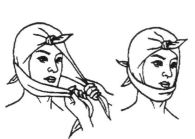 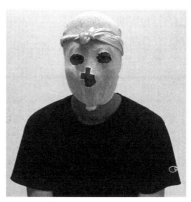

图3-19　风帽式包扎法　　　　图3-20　面具式包扎法

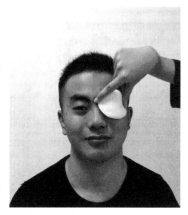

图3-21　伤眼处加垫

　　(4)眼部包扎法:单眼包扎时,伤眼处放一敷料(图3-21),将三角巾折成4指宽的带状,将2/3向下斜放覆盖伤眼,下侧较长的一端从耳下绕至枕后,经健侧耳上至前额,压住上端,绕头1周至健侧眉尾上打结(图3-22)。双眼包扎时,将三角巾带中段放于枕部,将两端经耳上拉至前额下方交叉盖住双眼后,从耳下打折后绕行到枕部打结固定(图3-23)。

　　(5)下颌包扎法:将三角巾折成4指宽的带状,留出顶角的带子,置于枕后,两端分别经耳后绕向前,一段托住下颌,至对侧耳前与另一端交叉后在耳前向上绕过头顶,另一端交叉后向下绕过下颌经耳后拉向头顶,然后两端和顶角的带子一起打结(图3-24)。

 笔记栏

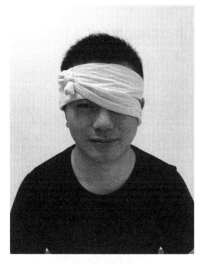

图3-22-1　单眼包扎法

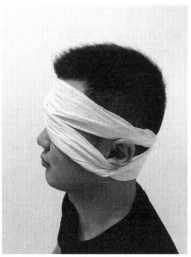

图3-22-2　单眼包扎法

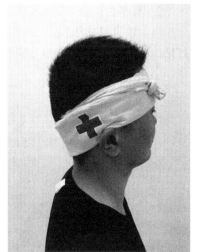

图3-22-3　单眼包扎法

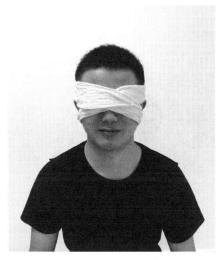

图3-23-1　双眼包扎法

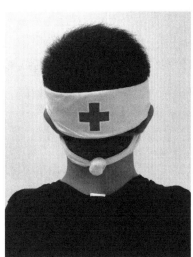

图3-23-2　双眼包扎法

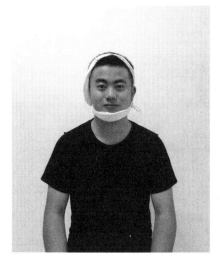

图3-24-1　下颌包扎法

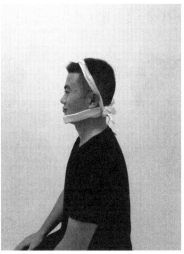

图3-24-2　下颌包扎法

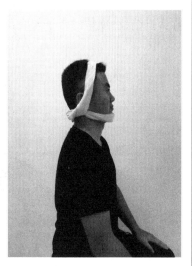

图3-24-3　下颌包扎法

笔记栏

2. 肩部包扎法

（1）单肩包扎法：将三角巾折成燕尾巾，将夹角朝上放于伤侧肩上，燕尾底边包绕上臂上 1/3 并打结固定。然后两燕尾角分别经胸、背拉到对侧腋下打结固定（图3-25）。

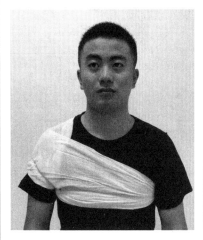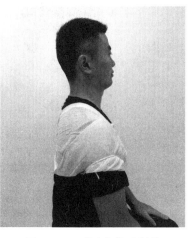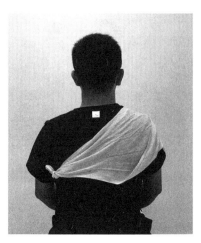

图3-25-1　单肩包扎法（前）　　　图3-25-2　单肩包扎法（侧）　　　图3-25-3　单肩包扎法（后）

（2）双肩包扎法：将两燕尾角等大的燕尾巾底边放在双肩上，夹角朝上对准颈部，燕尾披在双肩上，两燕尾角分别经左、右肩拉到腋下与燕尾底角打结（图3-26）。

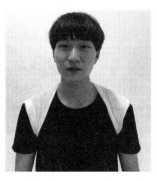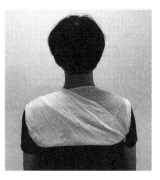

图3-26-1　双肩包扎法（前）　　　图3-26-2　双肩包扎法（后）

3. 胸（背）包扎法　　包扎胸部和背部方法相同，只是位置相反，打结一前一后。

（1）胸部三角巾包扎法：将三角巾顶角越过伤侧肩部，垂于背后，底边反折，两底角向胸前拉到背后打结，将顶角的带子与底角结打在一起（图3-27）。

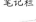

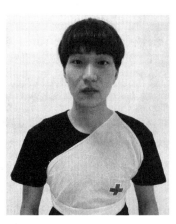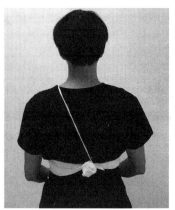

图3-27-1　胸部三角巾包扎法（前）　　图3-27-2　胸部三角巾包扎法（后）

（2）胸部燕尾巾包扎法：将燕尾巾底边反折一道横放于胸部，两角向上分别放于两肩部，并拉到颈部打结，再用顶角带子绕至对侧腋下打结（图3-28）。

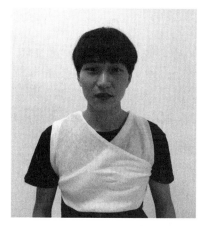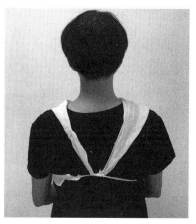

图3-28-1　胸部燕尾巾包扎法（前）　　　图3-28-2　胸部燕尾巾包扎法（后）

4. 腹部及臀部包扎法　　将三角巾底边反折，底边朝上横放于上腹部。两底角拉紧在一侧腰部打结，顶角带子经会阴部拉至臀部，到底角打结处固定（图3-29）。此法也可用于双臀包扎，只是位置相反（图3-30）。

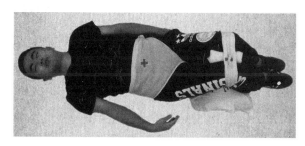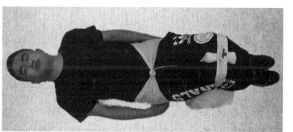

图3-29　腹部包扎法　　　　　　　图3-30　臀部包扎法

5. 四肢伤包扎法

（1）上肢三角巾包扎法：将三角巾一底角打结后套在伤侧手上，另一底角沿手臂后侧拉到肩背部，顶角包裹伤肢后并用系带绕伤肢2圈固定，将前臂屈曲至胸部，拉紧两底角在对侧肩颈部打结固定（图3-31）。

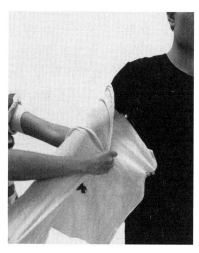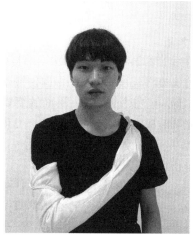

图3-31-1　上肢三角巾包扎法　　　图3-31-2　上肢三角巾包扎法

笔记栏

（2）手（足）部三角巾包扎法：将手（足）放在三角巾上，手指（或脚趾）对准顶角，将顶角折回改在手背（或足背）上，折叠手（足）两侧的三角巾使之符合手（足）的外形，然后将两底角绕腕（踝）部打结（图3-32）。

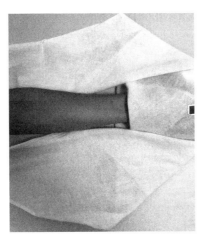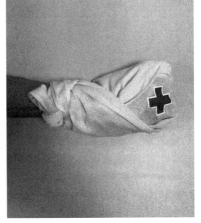

　　图3-32-1　手部三角巾包扎法　　　　　图3-32-2　手部三角巾包扎法

（3）膝（肘）三角巾包扎法：将三角巾折叠成适当宽度（以覆盖伤口大小为宜）的带状，将带的中段放于膝（肘）部，取带两端分别压住上下两边，包绕患肢1周后打结，呈"8"字形包扎（图3-33）。

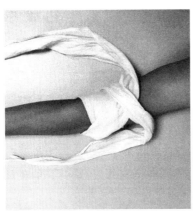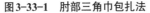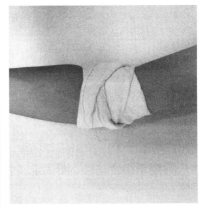

　　图3-33-1　肘部三角巾包扎法　　　　　图3-33-2　肘部三角巾包扎法

（二）绷带包扎法

　　绷带包括弹性绷带和纱布绷带，弹性绷带自身有弹力，能与包扎部位贴实，易操作。缠绕绷带时应一手拿绷带的头端将其展平，另一手握住绷带卷，由伤员肢体远心端向近心端包扎，用力均匀。为防止绷带松脱，开始包扎时应在同一平面缠绕2圈，第一圈将绷带头折回一角，第二圈时将绷带压在折角上。包扎完毕时应在同一平面环绕2～3圈，并将绷带末端塞入绷带内或用胶布固定。

　　1. 环形包扎法　　将绷带做环形缠绕，后一圈完全遮盖前一圈。适用于包扎颈、腕、胸、腹等粗细相等的部位的小伤口（图3-34）。

　　2. 蛇形包扎法　　先做环形包扎数周，然后以绷带宽度为间隔，斜行上缠，各圈互不遮盖。用于夹板固定时，需从一处迅速延伸至另一处时即作简单固定（图3-35）。

　　3. 螺旋形包扎法　　先做环形包扎数周，然后稍倾斜螺旋向上缠绕，后一圈需遮盖前一圈1/3～1/2。适用于包扎直径基本相同的部位如上臂、手指、躯干、大腿等（图3-36）。

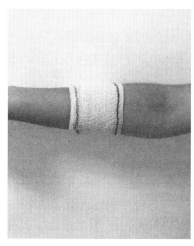

图 3-34　绷带环形包扎法

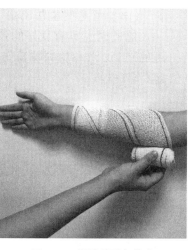

图 3-35　绷带蛇形包扎法

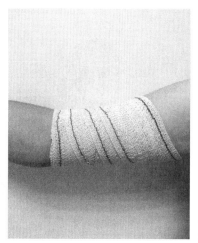

图 3-36　绷带螺旋形包扎法

4. 螺旋反折包扎法　　每圈缠绕时均将绷带向下反折，并遮盖前一圈的 1/3 ～ 1/2。反折部位应在相同部位，使之成为一直线。适用于包扎直径大小不等的部位如前臂、小腿等（图 3-37）。

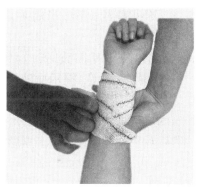

图 3-37-1　绷带螺旋反折包扎法

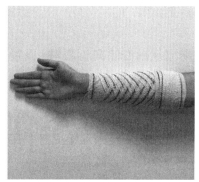

图 3-37-2　绷带螺旋反折包扎法

5. "8" 字包扎法　　包扎时将绷带自下而上，自上而下，重复做 "8" 字形旋转缠绕，每圈需遮盖前一圈的 1/3 ～ 1/2。适用于直径不一致的部位或屈曲的关节处，如肩、膝、踝等（图 3-38）。

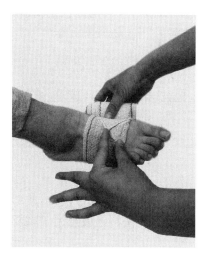

图 3-38-1　踝部 "8" 字包扎法

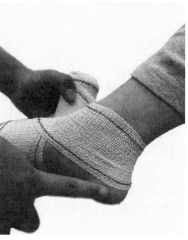

图 3-38-2　踝部 "8" 字包扎法

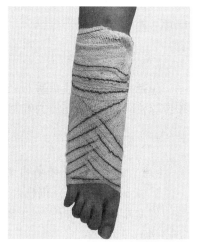

图 3-38-3　踝部 "8" 字包扎法

笔记栏

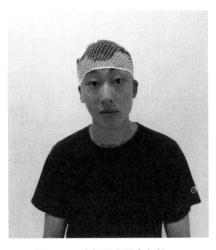

图3-39　头部尼龙网套包扎

（三）尼龙网套包扎法

尼龙网套具有良好的弹性，使用时根据包扎部位选择合适的网套。先用敷料覆盖伤口，再用尼龙网套在敷料上加以固定（图3-39）。

三、包扎的注意事项

（1）必须脱去或剪开伤员衣物，暴露伤口，检查伤情。

（2）包扎伤口前，应先简单清创并盖上消毒敷料，再行包扎。做到"五不"：不摸、不冲、不取、不送、不上药，即不准用手或脏物触摸伤口；不准用水冲洗伤口（化学伤除外）；不准轻易取出伤口内异物；不准送回脱出体腔的内脏；不准在伤口上用消毒剂或消炎粉。

（3）包扎牢靠，松紧度适宜。过松易脱落，过紧则影响局部血液循环。

（4）包扎时伤员取舒适体位，患肢需根据受伤情况尽可能保持功能位。功能位即保持肢体良好功能而摆放的体位：肩关节为外展45°，前屈30°，外旋15°；肘关节为屈曲90°左右；腕关节为背屈20°～30°；髋关节为外展10°～20°，前屈15°～20°，外旋5°～10°；膝关节为屈曲5°～10°，儿童可用伸直位；踝关节为中立位，不背伸或跖屈，不外翻或内翻，足底平面不向任何方向偏斜。

（5）包扎方向应从远心端向近心端，以帮助血液回流。包扎四肢时，应将指（趾）端外露，以便观察血液循环。如果出现指（趾）端发白、发冷、麻木、疼痛等，提示血液循环不良，需重新包扎。

（6）包扎固定时严禁在伤口、骨隆突处或易于受压的部位打结。

（7）解除绷带时，应先揭开固定结或取下胶布，然后双手互相传递松解。紧急时或绷带已被伤口分泌物浸透干涸时，可用剪刀剪开。

第四节　固定技术

及时、正确的固定，有助于减少伤部活动，减轻疼痛，预防休克，避免神经、血管、骨骼及软组织的再损伤，以及便于伤员的搬运。骨折的局部临床表现是疼痛、肿胀和功能障碍，特有体征是畸形、反常活动、骨擦音和骨擦感。

一、固定的材料

包括木制夹板、金属夹板、充气式塑料夹板及现场的木板、木棍、树枝、杂志、毛巾、床单、衣物、布带等，还可直接用伤员的健侧肢体或躯干进行临时固定。

二、固定的方法

（一）前臂及上臂骨折固定

1. 夹板固定法　　损伤部位包扎后，将夹板位于患臂外侧，用两块三角巾折叠成带状（或使用其他棉质布条）将夹板固定于损伤部位两端。屈肘关节90°，用上肢悬吊包扎法将上肢悬吊于胸前（图3-40）。

2. 无夹板固定法　　在上肢悬吊后，用三角巾将伤臂固定于胸廓（图3-41）。

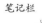

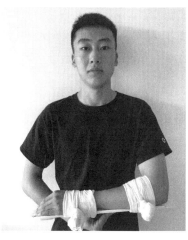
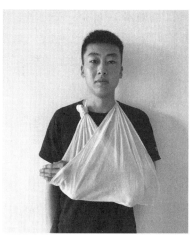
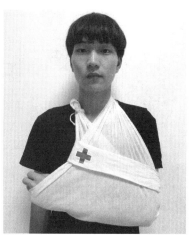

图3-40-1 前臂骨折夹板固定　　　图3-40-2 前臂骨折夹板固定　　　图3-41 前臂骨折无夹板固定

（二）大腿骨折固定

1. 夹板固定法　　损伤部位包扎后，将长夹板放于患肢外侧，自腋下至足跟，短夹板放在患肢内侧，自大腿根部至足跟，注意在骨突处、关节处和空隙处加衬垫，然后用三角巾条带（或毛巾等）依次固定骨折的上下端、胸部、腹部、臀部、小腿中段、踝关节，踝关节用"8"字形固定（图3-42）。

2. 无夹板固定法　　损伤部位包扎后，将健肢向患肢移动，在关节和骨突处加衬垫，然后用三角巾条带依次固定骨折的上下端、小腿中段、踝关节（图3-43）。

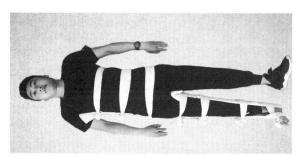
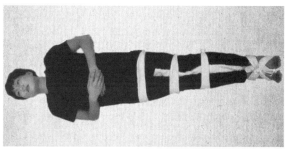

图3-42 大腿骨折夹板固定　　　　　　　图3-43 大腿骨折无夹板固定

（三）小腿骨折固定

1. 夹板固定法　　损伤部位包扎后，将长夹板放于患肢外侧，自腰部至足跟，短夹板放在患肢内侧，自大腿根部至足跟，关节处加衬垫，然后用三角巾条带依次固定骨折的上下端、腹部、膝关节上、踝关节（图3-44）。

2. 无夹板固定法　　同大腿的无夹板固定法。固定顺序为骨折的上下端、膝关节上、踝关节（图3-45）。

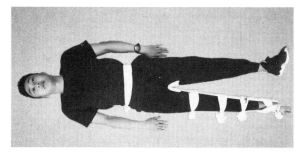
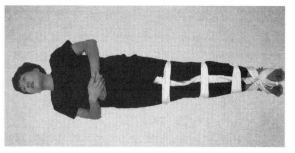

图3-44 小腿骨折夹板固定　　　　　　　图3-45 小腿骨折无夹板固定

笔记栏

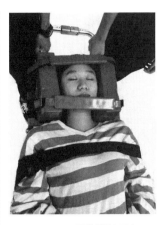

图 3-46 颈椎骨折固定

（四）颈椎骨折固定

伤员仰卧于木板上，颈下、肩部加上衬垫，头部两侧用棉垫固定或用颈托固定，然后用绷带或布带将额、下颌、胸部固定于木板上（图 3-46）。

（五）脊椎骨折固定

将伤员仰卧于木板上，用绷带或布带将伤员的胸、腹、髂、膝、踝部固定于木板上。

（六）骨盆骨折固定

伤员呈仰卧位，两膝屈曲，膝下垫一软枕，以减轻骨盆骨折的疼痛，用三角巾从后向前包住臀部，两底角打结，顶角绳穿过会阴部在底角打结处固定，然后再用 1 个三角巾条带固定膝关节（图 3-30）。

三、固定的注意事项

（1）处理开放性骨折时，刺出的骨折断端在未清创时不能还纳伤口内，以防感染。

（2）夹板固定时，夹板的宽度需与患肢相适应，长度需超过骨折的上、下两个关节。下肢固定时除了固定骨折的上、下端，还要固定上、下两个关节。

（3）夹板不可直接接触皮肤，需加衬垫。夹板两端、骨突处、空隙处应厚垫，以防局部受压或固定不稳。

（4）固定牢靠，松紧度适宜。四肢骨折固定时，须露出指（趾）端，以便观察末梢血液循环情况。

（5）固定后避免不必要的搬动。

第五节　搬　运　技　术

在对创伤伤员进行止血、包扎、固定后，需迅速将其从危险地带安全搬运，防止再次损伤。当今搬运的器材发展迅速且使用广泛，因此，了解搬运器材的性能及搬运知识非常重要。注意切不可因寻找搬运工具而延误搬运时间。

一、搬运的器材

包括折叠担架、轮椅、急救毯、车辆等器材，如果没有，可就地取材或使用徒手搬运法。

二、常用的搬运方法

（一）徒手搬运法

适用于现场无搬运器材、转运路途较近、伤员病情较轻的情况。

1. 单人搬运法

（1）扶行法：适用于意识清醒、单侧下肢受伤、上肢未受伤的伤员。救护员站在伤员一侧，将伤员的一侧手臂放在自己的肩部，一手扶着伤员，同步前进（图 3-47）。

（2）抱行法：适用于年幼且伤势较轻的伤员。救护员将伤员一侧手臂放在自己的肩部，然后一手托起伤员背部，一手托起大腿将其抱起（图 3-48）。

（3）背负法：适用于老弱或年幼且意识清醒的伤员。救护员将伤员背起前行，此法不适用于胸腹部损伤伤员（图 3-49）。

（4）拖行法：适用于意识昏迷、下肢受伤、体型较大的伤员。救护员位于伤员头部，用两手分别托住伤员双肩上衣或直接把住伤员双肩关节，亦可将伤员置于毯子上，救护员从伤员头部旁拖住毯

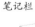

笔记栏

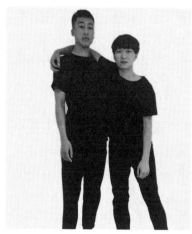

图3-47　扶行法

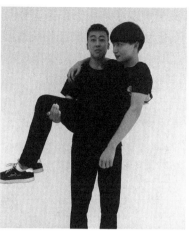

图3-48　抱行法

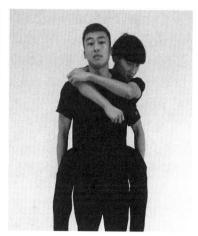

图3-49　背负法

子(图3-50)。

（5）爬行法：适用于狭小空间和火灾烟雾现场。救护员将伤员双手交叉环抱救护员后颈部，并将伤员夹在两大腿中间，然后用双膝与双手合力向前爬行(图3-51)。

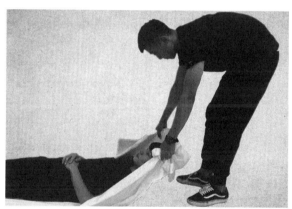

图3-50　拖行法

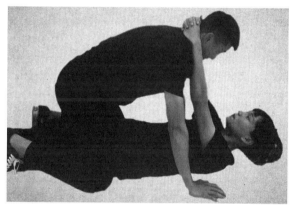

图3-51　爬行法

2. 双人搬运法

（1）椅托式搬运法：适用于体弱且清醒的伤员。救护员一人以左膝，另一人以右膝跪地，各用一手伸入伤员大腿下，另一手彼此交叉支持伤员的背部，慢慢将伤员抬起(图3-52)。

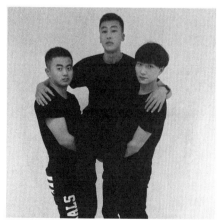

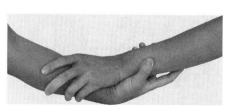

图3-52-1　椅托式搬运法

图3-52-2　椅托式搬运法

笔记栏

（2）前后夹持法：一人在伤员头侧用双手从腋下环抱至伤员胸前，救护员握住伤员重叠双手，另一人站于伤员双膝中间，背对伤员挽起伤员双小腿，让伤员双腿夹住救护员（图3-53）。

（3）座抬法：适用于意识清醒并能一手或双手抓紧救护员的伤员。救护员两人双手摆成杠轿，让伤员坐于杠轿中并将上手放于两名救护员肩部（图3-54）。

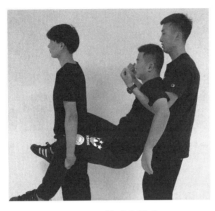
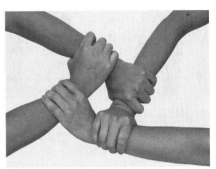

图3-53　前后夹持法　　　　　　　　　　图3-54　座抬法

3. 多人搬运法　　　三人可并排将伤员抱起，分别水平托举伤员的颈部、胸部、腰部、臀部、膝关节及踝关节，齐步一致向前。救护员四人及以上，可每边两人面对面托住伤员的颈、肩、臀、腿部（图3-55）。

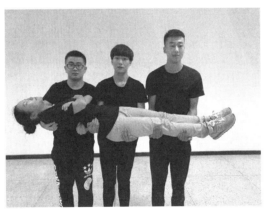
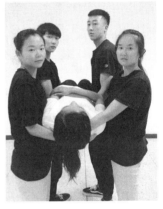

图3-55-1　三人搬运法　　　　　　　　　　图3-55-2　四人搬运法

（二）器械搬运法

适合于伤员病情较重不适合徒手搬运的情况，此法伤员较为舒适，保护性较强。实施时需注意选择合适稳定的搬运器材。担架搬运时头侧救护员需随时观察伤员情况，上、下坡时尽可能保持担架水平（图3-56）。

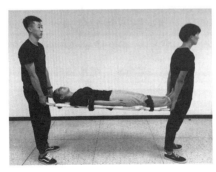
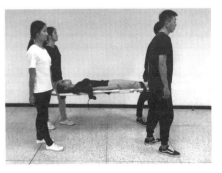

图3-56-1　双人担架搬运法　　　　　　　　图3-56-2　四人担架搬运法

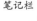
笔记栏

（三）车辆运送

现场救护后,尽可能利用车辆运送伤员,既快又稳,也省力。如果利用卡车运送伤员,为减震可在车厢内垫子上放上担架或将伤员抱入护送人员身上。

三、特殊伤员的搬运方法

（1）身体有刺入物的伤员先将伤员进行包扎,妥善固定好刺入物后,方可搬运。搬运途中避免震动、挤压、碰撞,防止刺入物脱出或刺入更深。刺入物外露过长时,应由专人负责保护。

（2）脊柱损伤的伤员搬运时保持脊柱伸直,严禁颈部及躯干扭转或前屈。颈椎损伤的伤员一般由4名救护员一起搬运,1名负责头部的牵引固定,其余3人位于伤员同一侧,2人托躯干,1人托下肢,4人一起将伤员抬至硬质担架上。运送途中用沙袋固定伤员头部两侧,并用带子将伤员的胸、腰、下肢与担架固定在一起。胸、腰椎骨折的伤员可由3名救护员在伤员同侧搬运,方法同上。

四、搬运的注意事项

（1）选择合适的搬运方法,搬运动作应轻柔、敏捷、步调一致,避免震动,避免增加伤员痛苦。
（2）搬运途中需随时观察伤员的伤势和病情变化。

第六节　　特殊部位的现场急救

一、颅脑损伤的现场急救

颅脑损伤的发生率在全身各部位中占第2位,仅次于四肢损伤,但致死率和致残率均居首位。常因交通和工矿作业事故、高处坠落、跌倒、锐器或钝器打击头部所致。伤员轻者可表现为头皮血肿,但意识清醒,重者可出现颅骨骨折、脑挫裂伤,甚至出现头痛、皮肤苍白、出冷汗、呼吸浅慢、反应迟钝、瞳孔改变、意识丧失等症状(图3-57)。

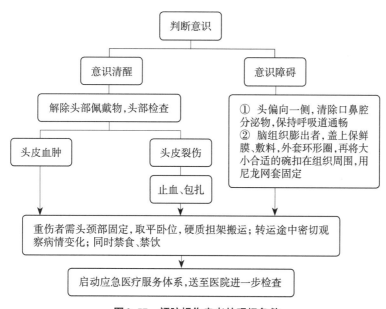

图3-57　颅脑损伤患者的现场急救

笔记栏

二、胸部损伤的现场急救

胸部损伤常因车祸、施工事故、挤压、战伤等因素所致,轻者出现胸部血肿、皮肤损伤、胸部疼痛等,重者出现肋骨骨折、胸壁伤口并伴有气促、呼吸困难、面色青紫等症状。胸部损伤的救护要点如下。

（1）首先判断伤员有无意识,有无呼吸困难并检查胸部受伤情况。

（2）轻者嘱伤员保持安静、休息并做简单包扎固定。

（3）肋骨骨折者进行肋骨固定。

（4）开放性气胸者,应立即用橡皮布或塑料布紧贴伤口起到封闭作用,然后盖上敷料做包扎固定。转运途中检查包扎有无漏气、封闭不严密的现象,直至伤员呼吸平稳。

三、腹部损伤的现场急救

腹部常因不同原因损伤,包括开放性腹部损伤(如肠管外溢)和闭合性腹部损伤(如肝、脾损伤)。开放性腹部损伤时伤口有出血和(或)肠管突出,伴有剧烈腹痛、恶心、呕吐、腹肌紧张等。闭合性腹部损伤如为空腔脏器损伤(如胃、十二指肠),早期即出现持续的腹部剧痛、腹肌紧张、恶心呕吐等症状,难以缓解;如为实质性脏器损伤(如肝、脾),早期可无明显症状,随着内出血的增多,伤员逐渐出现腹胀、腹部隐痛、血压下降、面色苍白、四肢厥冷等休克症状。腹部损伤的救护要点如下。

（1）首先判断伤员有无意识、有无开放性伤口。

（2）伤员应禁食、禁饮。

（3）内脏膨出者,将伤员双腿屈曲,腹肌放松。严禁将脱出的肠管回纳腹腔,以免污染腹腔。先用一侧保鲜膜加敷料轻轻覆盖在脱出的肠管上,用三角巾折成环形圈套在外面,再用大小合适的碗或其他合适的替代物扣住内脏,然后用三角巾做宽条带进行腹部包扎。包扎后伤员取仰卧位,双腿屈曲并垫软枕,再行担架或徒手搬运。

（4）闭合性腹部损伤者,应密切观察病情变化并及时送至医疗机构做全面检查和救治。

（5）伤员取平卧,双腿屈曲固定,使用硬板担架搬运。

四、肢体离断损伤的现场急救

肢体离断损伤常因机械或交通事故引起,可分为完全离断和大部离断两种。现场急救时包括止血、包扎、保藏断肢、及时转运等。具体如下。

（1）及时止血包扎,如有大血管出血,可考虑止血带止血,但需标明上止血带的日期、时间、部位。断端可用保鲜膜覆盖后采用回返式包扎法加压包扎。

（2）对不完全断肢可采用夹板做临时固定。

（3）断肢的保藏和速运,如断肢仍在机器内,切勿强行拖拽,应先停机后拆机,取出断肢。断肢需清洗,用无菌或清洁的敷料、手帕或袋子包扎后,保持干燥,如可能可冷藏保存。切勿用任何液体浸泡断肢,也禁忌将断肢直接接触冰块,防止冻伤影响功能。断肢应随患者同时迅速转运至医院。

五、伤口异物的处理

伤口表浅异物可去除,然后止血包扎。如果异物刺入较深,甚至为贯穿伤,切勿拔除或移动异物,因为可能因异物移动引起大出血、神经损伤或内脏损伤,此时应妥善固定异物,如果异物较大,应有专人保护。异物的固定方法为将敷料卷放在异物两侧,将异物固定,用两条三角巾条带固定敷料卷的上下段,最后用剪洞后的三角巾套过异物置于伤口上进行包扎固定。

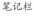
笔记栏

六、关节扭伤及脱位的现场急救

关节扭伤在运动中较为常见,指在外力作用下,关节发生超常范围的活动,造成关节韧带损伤。

伤员出现关节疼痛、肿胀、皮下淤血、关节功能障碍等症状。关节脱位又称脱臼,指关节的上、下两个骨端失去了正常的位置,发生了错位,多为暴力作用所致。关节脱位的一般表现为关节剧痛、关节畸形和关节功能障碍。关节扭伤及脱位的现场急救如下。

1. 休息　　停止扭伤和脱位关节的活动。

2. 包扎固定　　冰敷部位用弹力绷带"8"字包扎压迫(图3-38)。

3. 冰敷　　损伤24 h内用冰袋冰敷,每20 min休息10 min,冰袋不可直接与皮肤接触,应用毛巾包裹,同时注意观察末梢的血液循环情况。24 h后可热敷。

4. 抬高患肢　　上肢悬吊,下肢垫高,避免发生肿胀。

小　结

创伤现场急救
- 止血技术
  - 指压法
  - 止血带止血法
  - 加压包扎止血法
  - 加垫屈肢止血法
  - 填塞止血法
- 包扎技术
  - 三角巾包扎法
  - 绷带包扎法
  - 尼龙网套包扎法
- 固定技术
  - 夹板固定法
  - 无夹板固定法
- 搬运技术
  - 徒手搬运法
  - 器械搬运法
  - 车辆运送
- 特殊部位的现场急救
  - 颅脑损伤的现场急救
  - 胸部损伤的现场急救
  - 腹部损伤的现场急救
  - 肢体离断损伤的现场急救
  - 伤口异物的处理
  - 关节扭伤及脱位的现场急救

【思考题】

(1)止血带止血法时的注意事项有哪些?

(2)如何对肠管外溢的伤员实施现场救护?

(3)关节扭伤及脱位患者的救护要点有哪些?

(张菁)

第四章

常见意外伤害的现场急救

═══════ **学习目标** ═══════

- **掌握：** 触电与雷击伤、烧伤与烫伤、淹溺、呼吸道异物、狗咬伤与狂犬病、毒蛇咬伤、蜂蜇伤的现场急救原则。
- **熟悉：** 意外伤害事件的健康教育。
- **了解：** 意外伤害事件的病情评估与判断及临床表现。

意外伤害是指在无防范情况下突然发生的对人体造成死亡或者伤残的事件。当今，随着社会和科学技术的进步，意外伤害的种类也发生着变化，掌握现场急救知识和技术，对每个人来说都十分必要。如果在重大意外伤害现场，处在生死之际的，能够在第一时间得到"第一目击人"及时、准确、有效的现场急救，为医院救治康复创造条件，可将意外伤害的危害降至最低。

第一节　触电与雷击伤的现场急救

触电与雷击伤均属于电击伤（electrical injury），是由一定量的电流通过人体造成机体局部或全身的组织损伤及功能障碍。电击伤的电流通过延髓呼吸中枢和心脏时，可引起呼吸中枢麻痹、呼吸停止、心室纤维颤动和心搏骤停，瞬间可造成死亡或者"假死"。电击伤可以分为超高压电击伤或雷击、高压电击伤和低压电击伤三种类型。

一、概述

电击伤常见的原因是人体直接接触电源或在高压电和超高压电场中，电流或静电电荷经空气或其他介质电击人体。

人体作为导电体，在接触电流时，即成为电路中的一部分。电击通过产热和电化学作用引起人体器官生理功能障碍（如抽搐、呼吸中枢麻痹或呼吸停止、心室颤动）和组织损伤。电击伤对人体的危害与接触电压高低、电流强弱、电流类型、通电时间、频率高低、接触部位、电流方向和所在环境的气象条件都有密切关系。

（一）电流类型

交流电能使肌肉持续抽搐，能"牵引住"接触者，使其脱离不了电流，因而危害性较直流电大。人体对交流电敏感性为直流电的 3 ～ 4 倍，小于 250 V 的直流电很少引起死亡，而交流电在 50 V 以上即可产生危险。同样 500 V 以下的电流，交流电比直流电危险性大 3 倍，50 ～ 60 Hz 低压交流电最易产生致命性的心室颤动。

（二）电流强度

不同强度的交流电，可产生不同的生理效应。一般而言，通过人体的电流越强，对人体造成的伤害越重，危险也越大。

（三）电压高低

电压越高，流经人体的电流量越大，机体受到的损害也越严重。低压电击伤伴心搏、呼吸停止的情况大多不能有效地复苏。高压电流易引起深部灼伤，而低压电则易导致接触肢体被"固定"于电路。电压 220 V 可造成心室颤动而致死，1 000 V 以上电流则可使呼吸中枢麻痹而致死，220 ～ 1 000 V 的致死原因两者兼有。

（四）电阻

在一定电压下，皮肤电阻越低，通过的电流越大，造成的组织损伤越大。人体不同组织的电阻不同，由大到小依次为骨、皮肤、脂肪、肌肉、血管和神经。皮肤电阻冬季干燥时高，出汗、潮湿时降低。电流在体内一般沿电阻小的组织前行而引起损伤。

（五）通电时间

电流对人体的损害程度与通电时间（接触电源时间）的长短有关。通电时间越长，机体造成的组织损害也越重。

（六）通电途径

电流通过人体的途径不同，对人体造成的伤害也不同。例如，电流从头顶或上肢流入体内，纵贯身体由下肢流出，或由一手进入，另一手流出，可致心室颤动或心搏骤停，危险性较大；如果电流从一侧下肢进入，由另一侧下肢流出，则危险性较小。

二、病情评估与判断

（一）病史

是否具有直接或间接接触带电物体的病史。

（二）临床表现

轻者仅有瞬间感觉异常，重者可致死亡。

1. 全身表现　　触电后，轻者表现为惊恐、面色苍白、肌肉收缩、四肢软弱、表情呆滞、皮肤灼伤处疼痛、呼吸心跳加速，头痛、头晕、心悸等。

高压电击时，常发生神志丧失，呼吸、心搏骤停。有些伤员可转入"假死"状态，即心跳、呼吸极其微弱或暂停，心电图可呈心室颤动状态，经积极治疗，一般可恢复。昏迷或心搏、呼吸骤停，如不及时复苏则会发生死亡。幸存者可有定向力丧失和癫痫发作。

心室颤动是低压电电击后常见的表现，也是致死的主要原因。体表烧伤处或组织损伤区丢失大量液体时，可出现低血容量性休克。低血压、体液、电解质紊乱和严重的肌球蛋白尿可引起急性肾衰竭。电击时因肌肉剧烈收缩的机械暴力，可致关节脱位和骨折。

2. 局部表现　　高压电引起电烧伤的典型特点包括：① 烧伤面积不大，但可深达肌肉、血管、神经和骨骼，有"口小底大，外浅内深"的特征；② 有一处进口和多处出口；③ 肌肉组织常呈夹心性坏死；④ 电流可造成血管栓塞或血管壁变性、坏死，从而引起继发性出血或组织的继发性坏死。

低压电引起的烧伤常见于电流进入点与流出点，一般不损伤内脏，伤口小，呈椭圆形或圆形，焦黄或灰白色，干燥，边缘整齐，与正常皮肤分界清楚。如有衣服点燃，可出现与触电部位无关的大面积烧伤。

3. 并发症　　可有短期精神异常、肢体瘫痪、心律失常、继发性出血或血供障碍、局部组织坏死并继发感染、急性肾功能障碍、弥散性血管内凝血、内脏破裂或穿孔、永久性失眠或耳聋等。孕妇电击后常发生死胎、流产。

笔记栏

（三）辅助检查

早期可出现肌酸磷酸激酶（CPK）及其同工酶（CK-MB）、丙氨酸转氨酶（ACT）、乳酸脱氢酶（LDH）的活性增高。尿液检查可见血红蛋白尿或肌红蛋白尿；心电图检查可见房性、室性期前收缩或传导阻滞等心律失常。

三、现场急救

救护原则为迅速脱离电源，争分夺秒地实施有效的心肺复苏及心电监护。原地呼救，求助他人并紧急拨打120医疗急救电话，告知所在确切地点、伤情及报告人的联系电话。

（一）迅速脱离电源

根据触电现场情况，采用最安全、最迅速的办法脱离电源。

1. **切断电源**   拉开电源闸刀或拔除电源插头。

2. **挑开电线**   应用绝缘物或干燥的木棒、扁担、竹竿等将电线挑开。

3. **拉开触电者**   急救者可穿胶鞋，站在木凳上，用干燥的绳子、围巾或干衣服等拧条状套在触电者身上拉开触电者。

4. **切断电线**   如在野外、远离电源闸及存在电磁场效应的触电现场，施救者不能直接接近触电者，不便将电线挑开时，可用干燥绝缘的木柄刀、木柄锄头或木柄斧等物将电线斩断，中断电流，并妥善处理残端。

在将触电者脱离电源的过程中，应注意：① 避免给触电者造成其他伤害。如在高处触电时，应采取适当的安全措施，防止脱离电源后，从高处坠落致骨折或死亡。② 抢救者必须注意自身安全，严格保持自己与触电者的绝缘，未断离电源前绝不能用手牵拉触电者。脚下垫放干燥的厚塑料块、木块等绝缘物品，使自己与地面绝缘。

（二）防止感染

电灼伤局部应就地取材合理包扎，再送医院抢救，防止感染。面对轻型触电者，应就地观察及休息 $1 \sim 2\,h$，以减轻心脏负荷，促进恢复。面对触电导致的心搏骤停或呼吸停止者，应立即行心肺复苏术。伤员在转送途中应继续上述救护措施，不要轻易放弃救护。

四、健康教育

（一）掌握用电知识

电器最好接地线，自己不懂时不要拆卸安装电器，发现电线、电器、开关等有问题时，请专业人员修理；禁止在潮湿的地板上修电器；发现有"霹雳"的火花声时，立即关闭电源，以防触电；在用接线板加长电源线时，先连接电器与插线板，最后插电源，用后先拔下电源插头再收接线板，切勿拿着带电的电源线及接线板到处走动。

（二）用电安全教育

教育对象包括青少年和成人，安全教育内容包括：① 不要玩弄开关和其他各种电器等；② 移动台灯、电视机等电器前，必须先断开电源；③ 不要用湿手触摸和使用电器及触碰开关插头，不要用湿抹布擦电线、开关、插头和插座，也不要用水冲洗电线及各种电器；④ 不在电线上搭晒衣物；⑤ 不要在高压线下及其附近钓鱼。

（三）预防知识

（1）宣传安全用电知识，学习和掌握电击伤现场急救方法。

（2）严格执行安全操作规程和安全用电制度，定期对线路和电器进行检查和维修。

（3）使用家用电器前，应仔细阅读和理解说明书，电源插座切勿超负荷，用电超负荷会引起火灾或触电。

（4）远离因大风雪、火灾、地震、房屋倒塌等被刮断的高压线。

（5）雷雨时，尽可能躲避在室内或干燥地带，不要在房檐下或大树下躲雨，不要在田野中行走，不要靠近金属设备,不使用电器,包括随身听等。

（6）人体被雨淋后,皮肤电阻降低,更容易被雷击。

第二节　烧伤与烫伤的现场急救

烧伤与烫伤是工农业生产、战争和日常生活中常见的意外伤害。烧烫伤可由高温、化学物品、物理辐射、放射性物质,以及日常生活中沸水、热油、蒸汽等所致,引起细胞损伤、蛋白质凝固与溶解、局部组织焦化坏死。

一、概述

根据烧伤病理生理特点,病程大致分为4期,各期之间往往互相重叠和互相影响,分期的目的是突出各阶段临床处理的重点。

（一）急性体液渗出期

组织烧伤后的立即反应是体液渗出,伤后2～3h最为急剧,8h达高峰,至48h渐趋稳定并开始回吸收。此期由于体液的大量渗出和血管活性物质的释放,容易发生低血容量休克。

（二）感染期

烧伤后皮肤屏障作用被破坏,细菌容易在创面繁殖而引起严重感染。严重烧伤后,在应激反应及休克的打击下,伤员全身免疫功能低下,对病原菌的易感性增加,通常在休克的同时即可并发局部和全身性感染。深度烧伤形成的凝固性坏死及焦痂,在伤后2～3周可进入广泛组织溶解阶段,此期细菌极易通过创面侵入机体引起感染,此阶段为烧伤并发全身性感染的又一高峰期。

（三）修复期

烧伤后组织修复在炎症反应的同时开始。创面的修复与烧伤的深度、面积及感染的程度密切相关。浅度烧伤多能自行修复,无瘢痕形成;深Ⅱ度烧伤靠残存的上皮岛融合修复,如无感染,3～4周逐渐修复,留有瘢痕;Ⅲ度烧伤形成瘢痕或挛缩,可导致功能障碍和肢体畸形,需要皮肤移植修复。

（四）康复期

深度创面愈合后,可形成瘢痕,严重者影响外观和功能,需要锻炼、体疗和整形以期恢复。严重大面积深度烧伤愈合后,由于大部分汗腺被毁,机体热调节体温能力下降,在夏季,这类伤员多感全身不适,常需2～3年的调整适应过程。烧伤导致的某些器官功能损害及心理异常也需要一个恢复过程。

二、病情评估与判断

（一）烧伤面积和深度估计

1. **烧伤面积**　以相对于体表面积的百分率表示。估计方法有多种,目前国内多采用中国新九分法和手掌法。

（1）中国新九分法:将全身体表面积划分为11个9%的等份,另加1%,其中头颈部为9%（1×9%）、双上肢为18%（2×9%）、躯干（包括会阴）为27%（3×9%）、双下肢（包括臀部）为46%（5×9%+1%）（图4-1）。

儿童头较大,下肢相对短小,可按下法计算:头颈部面积=[9+（12－年龄）]%,双下肢面积=[46－（12－年龄）]%。

（2）手掌法:用患者自己的手掌测量其烧伤面积,不

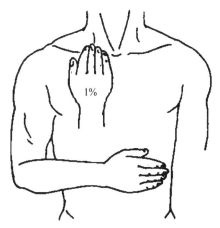

图4-1　成人体表各部位表面积的估计（%）

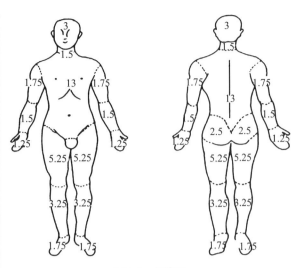

图4-2 手掌法

论年龄或性别,若将五指并拢、单掌的掌面面积占体表面积的1%。此法适用于小面积烧伤的估计,也可辅助九分法评估烧伤面积(图4-2)。

2. 烧伤深度的识别

(1) Ⅰ度烧伤:Ⅰ度烧伤又称红斑性烧伤。临床表现为局部发红、微肿、灼痛,无水疱。多在1周内痊愈,不留瘢痕。

(2) Ⅱ度烧伤:Ⅱ度烧伤又称水疱性烧伤。可分为浅Ⅱ度烧伤和深Ⅱ度烧伤。

1) 浅Ⅱ度:伤区红、肿、剧痛,出现水疱,内含血浆样黄色液体。水疱去除后创面鲜红、湿润、渗液多,疼痛更剧烈。如无感染,2周内可愈合。短期内可见痕迹或色素沉着,但不留瘢痕。

2) 深Ⅱ度:表现为感觉迟钝,拔毛微痛。水疱皮破裂或去除腐皮后,创面呈白中透红的斑点,创面渗液多、水肿明显,一般需要1个月左右愈合,可遗留瘢痕增生及挛缩畸形。

3) Ⅲ度烧伤:Ⅲ度烧伤又称焦痂性烧伤。皮肤全层被毁,深达皮下组织,甚至肌肉、骨骼亦受损。创面上形成的一层坏死组织被称为焦痂,呈苍白色、黄白色、焦黄或焦黑色,甚至干燥坚硬,创面痛觉消失,拔毛不痛。被烫伤的Ⅲ度创面可呈苍白而潮湿。在伤后2～4周焦痂溶解脱落,形成肉芽创面。面积较大的多需植皮才能愈合,且常遗留瘢痕及挛缩畸形。

以潮红、起疱、烧焦来区分Ⅰ、Ⅱ、Ⅲ度烧伤。面部、手部和足部是身体的外露部分为最常见的烧伤部位。特殊部位烧伤是指面、手、足、会阴部、呼吸道及眼球烧伤,因为这些部位烧伤可直接影响生命或功能的恢复。

(二)烫伤严重情况的判断

烫伤的严重性,是根据受伤的面积、深度及受伤的部位做出的一个综合判断。以下情况一般当作严重烫伤处理,应尽快安排伤者入院治疗。

(1) 发生深层烫伤。

(2) 烫伤部位在头部、手掌、足底及外生殖器官。

(3) 皮肤烫伤面积在10%及以上,且为Ⅱ～Ⅲ度烧伤。

(4) 伤者是老人、年幼或长期慢性病伤员。

(5) 火灾时受伤,尤其伴有呼吸道烧伤。

(三)化学性烧伤

1. 强酸烧伤　常见的是硫酸、硝酸、盐酸烧伤。其特点是组织脱水,组织蛋白沉淀凝固,故少有水疱,迅速成痂。

2. 强碱烧伤　常见的为苛性碱、氨、石灰等烧伤。碱可使组织细胞脱水并皂化脂肪,碱离子与蛋白质结合形成碱性蛋白,可穿透到深部组织。因此,如果现场急救不及时,创面可继续扩大或加深,并引起疼痛。

三、现场急救

(一)去除原因

烧伤后要迅速采取有效措施尽快灭火,消除致伤原因。热力致伤者可行"创面冷却疗法",用清洁水(如自来水、河水、井水等)冷敷或浸泡创面,需持续0.5～1 h,以取出后不痛或稍痛为止。适用于中、小面积烧伤,特别是头、面、四肢烧伤。

1. 灭火　灭火时应保持镇静,忌奔跑,跑则风大加速燃烧。迅速脱去燃烧的衣服,或就地卧

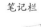
笔记栏

倒,缓慢打滚压灭火焰,或跳入附近水池、河沟内灭火。他人救助时,将其按倒,同时用随手可得的棉被、雨衣、毯子、雪或砂土压灭火焰。灭火时忌直接用手去扑打。绝对不能带火奔跑,这样会使火越着越大,增加伤害。如有浓烟,用湿布掩住口鼻以保护呼吸道。

2. 化学烧伤的急救　　各种强酸强碱烧及皮肤时,须立即除去被污染的工作服、内衣、鞋袜等,立即用水反复冲洗干净,尽快缩短化学剂接触皮肤的时间。强碱烧伤后急救时用清水冲洗的时间要求长一些,一般不用中和剂。口服者不宜洗胃(尤其口服已有一段时间者),以防引起胃穿孔。可先服用少量清水,再口服牛乳或花生油约200 mL。眼睛被化学烧伤时应彻底冲洗眼睛。

(二)保护创面

烧伤后除必要时脱去衣服(或顺衣缝剪开)外,可将伤者安置于担架或适当的地方,用各种敷料进行初期包扎或用清洁的衣服、被单等覆盖创面,目的是保护创面,避免再污染或损伤,没有必要进行创面处理。

脱去烧烫伤部位衣服时动作要轻缓,不可用力强行撕脱,以免造成烧烫伤部位皮肤大面积剥脱。尽可能地保护好烧烫伤部位的表皮,大水疱的表皮尽量不要弄破,更不能去除水疱表皮,以免引起感染。不要用土办法在伤口上涂牙膏、酱油、乙醇、紫药水、红汞等。正确的做法是现场在创面上适量涂抹一些湿润烧伤膏,这样既可有效减轻创面疼痛,也有一定保护创面的作用,再用干净纱布、毛巾或被单包裹。处理后尽快到医院就诊。

(三)止痛

烧伤后疼痛是很剧烈的,有条件时给予止痛剂,如口服止痛片或注射哌替啶(杜冷丁)。合并呼吸道烧伤或颅脑损伤者忌用吗啡,以免抑制呼吸。

(四)补充液体

口服淡盐茶水或烧伤饮料。如病情严重,有条件时应及早静脉输液(如生理盐水、右旋糖酐、血浆等)。切忌口服大量无盐茶水或白开水,以免加重组织水肿。

(五)其他措施

有条件时应口服或注射抗生素,注意合并伤的处理。天冷时注意保暖。

(六)转送

对中、小面积烧伤,原则上应就近组织抢救,以便及时治疗,减轻痛苦;对于大面积烧伤,除就地抢救外,必要时考虑转送到就近条件较好的医疗单位。如病情严重、休克明显,应就地抗休克,待病情基本平稳后再转送。转送途中必要时应设法输液,给予镇静剂,尽量减少颠簸。

四、健康教育

(一)加强防火安全措施

平时注意及时发现火灾隐患,定期、定人检查灭火设备,学会使用灭火器。

(二)报警

1. 拨打"119"电话报警　　遇有火灾,第一是大声呼救或立即给"119"打电话报警。报警时,要汇报清楚火灾户主的姓名、区、街、门牌号码及邻近重要标记。派人在街口等候指引消防队,以免耽误时间。

2. 现场急救及拨打"120"启动救援医疗服务系统　　火灾时容易发生烧伤及直接或间接的其他损伤,如玻璃破碎、房屋倒塌造成的各种外伤、呼吸困难和窒息。应及时现场急救,同时拨"120"请急救中心来急救。

(三)逃生

(1)在发生火灾时,要利用一切可利用的条件逃生。建筑物内或室内备有救生缓降器、救生滑道及绳索,要充分利用这些器具逃离火场,不能贪恋财物。楼内失火可向着火层以下疏散,逃生时不要乘普通电梯。

笔记栏

（2）如果在火焰中，头部最好用湿棉被（不能用化纤被）包住，露出眼睛逃生。遇有浓烟滚滚的火灾时，应尽量用浸湿的衣物披裹身体，捂住口鼻。浓烟常在离地面30多厘米处飘散，逃生时身体要尽量放低，最好贴近地面顺墙爬出浓烟区，逃向远离烟火的太平门和安全出口。

（3）如果房内有防毒面罩，逃生时一定要将其戴在头上。

（4）当楼梯被烈火、浓烟封闭时，可通过窗户或阳台逃向相邻建筑物或寻找没有着火的房间，并将门窗封闭，防止烟火入侵。如果烟味很浓，客房门已经很烫，说明大火已经封门，千万不能开门逃生。此时应将门缝塞严，泼水降温，呼救待援。

（5）平时留意安全通道位置。高层建筑、厂区、超市等均设置有安全通道标志，平时多加留意，失火时就可顺利逃生。

（四）预防知识

（1）儿童烧伤更常见，家长应照管好孩子，家庭中一切温度较高的液体及其容器，如热油、热汤、热稀饭、开水瓶等应放在小孩活动区域以外的安全地方。不要将小孩单独留在厨房中或火炉旁，不要抱小孩煮饭、炒菜，也不要抱着小孩吃饭，以防不慎造成烧伤烫伤。

（2）家里不要存放有毒、有害化学物质，如硫酸、硝酸、盐酸、氢氧化钠，氢氧化钾、石灰和氨水等，以免引起化学性烧伤。

第三节　淹溺的现场急救

淹溺（drowning）又称溺水，是人淹没于水或其他液体中，液体、污泥、杂草等物堵塞呼吸道和肺泡，或因咽喉、气管发生反射性的痉挛，引起窒息和缺氧，肺泡失去通气、换气功能，使机体处于危急状态。淹溺后窒息合并心脏停搏者称为溺死，如心脏未停搏则称近乎溺死。淹溺是意外死亡的常见原因之一。在我国，淹溺是伤害致死的第三位原因。约90%淹溺者发生于淡水，其中50%发生在游泳池。

一、概述

淹溺多见于儿童、青少年和老年人，常见的原因有误落水、意外事故如遇洪水灾害等，偶有投水自杀者。

人淹没于水中后，本能地出现反射性屏气和挣扎，避免水进入呼吸道。但由于缺氧，被迫深呼吸，从而使大量水进入呼吸道和肺泡，阻滞气体交换，加重缺氧和二氧化碳潴留，造成严重缺氧、高碳酸血症和代谢性酸中毒。

根据发生机制，淹溺可分两类：湿性淹溺和干性淹溺。湿性淹溺是指人入水后，喉部肌肉松弛，吸入大量水分，充塞呼吸道和肺泡发生窒息。水大量进入呼吸道数秒钟后神志丧失，发生呼吸停止和心搏停止。湿性淹溺占淹溺者的80%～90%。干性淹溺是指人入水后，因受强烈刺激（惊慌、恐惧、骤然寒冷等），引起喉痉挛导致窒息，呼吸道和肺泡很少或无水吸入，占淹溺者的10%～20%。

根据浸没的介质不同，分为淡水淹溺和海水淹溺两种类型（表4-1）。

表4-1　海水淹溺与淡水淹溺的病理改变特点比较

	海水淹溺	淡水淹溺
血容量	减少	增加
血液性状	血液浓缩	血液稀释
红细胞损害	很少	大量
血浆电解质变化	高血钠、高血钙、高血镁	低钠血症、低氯血症和低蛋白血症、高钾血症
心室颤动	极少发生	常见
主要致死原因	急性肺水肿、急性脑水肿、心力衰竭	急性肺水肿、急性脑水肿、心力衰竭、心室颤动

笔记栏

（一）淡水淹溺

一般江、河、湖、池中的水渗透压较血浆或其他体液渗透压低，属于淡水。浸没淡水后，通过呼吸道和胃肠道进入体内的淡水迅速进入血液循环，血容量剧增可引起肺水肿和心力衰竭，并可稀释血液，引起低钠、低氯和低蛋白血症。低渗液体使红细胞肿胀、破裂，发生溶血，出现高钾血症和血红蛋白尿，高钾血症可使心搏骤停，过量的血红蛋白堵塞肾小管引起急性肾衰竭。

淡水吸入最重要的临床意义是肺损伤，低渗性液体经肺组织渗透迅速渗入肺毛细血管，损伤气管、支气管和肺泡壁的上皮细胞，使肺泡表面活性物质灭活，肺顺应性下降，肺泡表面张力增加，肺泡容积急剧减少，肺泡塌陷萎缩，进一步阻滞气体交换，造成全身严重缺氧。

（二）海水淹溺

海水含钠量约是血浆的3倍以上，还有大量的钙盐和镁盐。因此，海水的高渗压使血管内的液体或血浆大量进入肺泡内，引起急性肺水肿、血容量降低、血液浓缩、低蛋白血症、高钠血症、高钙血症、高镁血症，同时引起低氧血症。高钙血症可导致心律失常，甚至心脏停搏。高镁血症可抑制中枢和周围神经，导致横纹肌无力、扩张血管和降低血压。此外，海水对肺泡上皮细胞和肺毛细血管内皮细胞的化学损伤作用更易促使肺水肿的发生。

（三）其他

如不慎跌入粪池、污水池和化学物贮槽时，可附加腐生物和化学物的刺激、中毒作用，引起皮肤和黏膜损伤、肺部感染及全身中毒。

二、病情评估与判断

淹溺程度轻者表现为口唇、四肢末端青紫、面部肿大、四肢发硬、呼吸浅快。淹溺程度重者表现为眼球突出、皮肤黏膜苍白和发绀、四肢厥冷、昏迷、呼吸和心跳微弱或停止，口、鼻充满泡沫或淤泥、杂草，腹部常隆起伴胃扩张。

（一）病史

应向淹溺者的陪同人员详细了解淹溺发生的时间、地点和水源性质及现场施救情况，以指导急救。

（二）临床表现

淹溺表现为神志丧失、呼吸停止及大动脉搏动消失，处于临床死亡状态。淹溺的临床表现个体差异较大，与溺水持续时间长短、吸入水量、吸入水的性质及器官损害范围有关。

1. 症状　　淹溺可有头疼或视觉障碍，伴随剧烈咳嗽、胸痛、呼吸困难、咳粉红色泡沫样痰等肺水肿的表现。海水淹溺口渴感明显，最初数小时可有寒战、发热。

2. 体征　　皮肤发绀，颜面肿胀，球结膜充血，口鼻充满泡沫或泥污；淹溺者常出现精神状态改变，烦躁不安，抽搐、昏迷和肌张力增加；心律失常、心音微弱或消失，呼吸浅快、急促或停止；肺部可闻及干湿性啰音，偶尔有喘鸣音；四肢厥冷，腹部膨隆；有时可伴头、颈部损伤。

（三）辅助检查

1. 血、尿检查　　淹溺者常有白细胞轻度增高，淡水淹溺者可出现血液稀释或红细胞溶解，出现低钠、低氯血症，血钾升高，血和尿中出现游离血红蛋白。海水淹溺者出现血液浓缩，轻度高钠血症或高氯血症，可伴血钙、血镁增高。重者出现弥散性血管内凝血的实验室检测指标。

2. 心电图检查　　常有窦性心动过速、非特异性ST段和T波改变，病情严重时出现室性心律失常、完全性心脏传导阻滞。

3. 动脉血气分析　　约75%病例有明显混合型酸中毒，几乎所有伤员都有不同程度低氧血症。

4. X线检查　　胸片常显示斑片状浸润，有时出现典型肺水肿征象。约20%病例胸片无异常发现。疑有颈椎损伤时，应进行颈椎X线检查。

笔记栏

三、现场急救

1. 通过有效的人工通气迅速纠正缺氧是淹溺现场急救的关键　　无论是现场第一目击者还是专业人员,初始复苏时都应该首先从开放气道和人工通气开始(2016年《淹溺急救专家共识》)。

2. 第一目击者救援　　当发生淹溺事件,第一目击者应立刻启动现场救援程序。首先呼叫周围群众的援助,有条件应尽快通知附近的专业水上救护员或110消防人员。同时应尽快拨打120急救电话。第一目击者在专业救援到来之前,可向淹溺者投递竹竿、衣物、绳索、漂浮物等;不推荐多人拉手下水救援,不推荐非专业人员下水救援;不推荐跳水时将头扎进水中。在拨打急救电话时应注意言简意赅,特别讲清楚具体地点;不要主动挂掉电话,并保持呼叫电话不被占线。呼叫者服从调度人员的询问程序,如有可能,可在调度指导下对进行生命体征的判断,如发现无意识、无呼吸或仅有濒死呼吸,可在120调度指导下清理口腔异物,开放气道,进行人工呼吸和胸外按压(2016年《淹溺急救专家共识》)。

3. 保持呼吸道畅通　　首先救护员速将淹溺者头部抬出水面,从水中救出后,就地(岸上或船上,甚至在水中)立即清除其口、鼻腔内的水、义齿、泥草等异物,将舌头拉出口外;解开领口、衣扣,以保持呼吸道通畅。然后进行倒水。方式为抱起溺水者,将溺水者的腹部放在急救者半跪位的腿上,使其头部下垂,并用手平压背部使呼吸道和胃内的水倒出,或者急救者抱起淹溺者的腰、腹部,使背部朝上,头部下垂以倒出水。

注意事项:① 应尽量避免因倒水时间过长而延误心肺复苏等措施的进行;② 倒水时注意使淹溺者头胸部保持下垂位置,以便积水流出;③ 对有气道异物者,应先用海氏急救法(参见本章第四节)以排出气道异物。

4. 人工呼吸　　呼吸停止者,开放气道后立即施行人工呼吸复苏,一般以口对口吹气为最佳。

5. 胸外按压　　呼吸心跳均停止者,首先开放气道,随机以胸外心脏按压开始心肺复苏。

6. 转送　　在转送途中应继续上述救护措施,不要轻易放弃救护。尤其是淹溺在冷水中,由于在低温环境下,人体细胞耗氧量减少,外周血管收缩,这样可使得更多的动脉血液供给大脑和心脏,有可能会延长溺水者的生存时间,因此即使是溺水1 h,也应积极救护。

四、健康教育

(1) 结伴游泳,不会游泳者不要单独下水,也不去水深的地方。

(2) 到有救生员的地方游泳,不到危险的水域中游泳。

(3) 游泳前要做暖身运动,不要在吃饭后马上游泳。

(4) 体力不佳时不要下水,疲乏、四肢抽筋时应立即上岸。

(5) 如自己遇险,应镇静,及早举手呼救或漂浮等待救援。

(6) 如见有人溺水,应大声呼救,不熟悉救生技术者不要盲目施救。

(7) 预防知识:① 限定水上作业及游泳区域,设置醒目标志及禁令标志;② 在海滩、江河、水(浴)池边等地需照管好儿童、老人;③ 水上生产、游乐活动需穿上救生衣;④ 游泳时间不要过长,以免造成身体过度疲劳和肌肉无力而发生溺水。

第四节　呼吸道异物的现场急救

呼吸道异物多见于5岁以下儿童。如救治不及时,易出现窒息、昏迷,甚至死亡。

一、概述

呼吸道异物导致呼吸通道阻塞,氧气不能吸入,二氧化碳不能排出,氧合血液减少,面色发绀,失去知觉。如果超过4 min就会危及生命,而且即使救护成功,也常因脑部缺氧过久而致失语、智力障碍、瘫痪、"植物人"等后遗症。因此,现场争分夺秒地有效救护,解除气道阻塞的原因,保证气道畅通是挽救生命的关键。

(1)幼童因臼齿未萌出,常对食物咀嚼不细,易将较粗大的食块误吸入气管。加之儿童喉部保护性反射功能不健全,不易把误入气道的食块立即咳出。

(2)儿童常把小的玩具含在口中,因哭笑打闹,异物随气流吸入气管。常见的异物有谷子、花生粒、豆类、果核,也可见硬币、图钉、扣子、发卡、玻璃球等异物。

(3)成年人呼吸道异物多因进食时谈笑或将钉、针等物品含在口中,不慎误吸而引起。

(4)处于昏迷、麻醉状态下的伤员可能将呕吐物呛入气管。

二、病情评估与判断

人体的呼吸道对异物的反应是非常敏感的,可通过剧烈咳嗽将异物排出去。但如果吸入呼吸道的异物较大,并停留在喉部、声门下、气管、支气管等部位,就会将此处管腔的大部或全部堵塞,导致气流不畅,引起严重后果。

(一)喉部异物

异物嵌顿于喉部时,可立即窒息而死亡。但如果异物小,可出现呼吸困难、喉鸣、声音嘶哑、吞咽困难及疼痛等症状。

(二)气管异物

异物在气管时,表现为剧烈阵咳、气急、呼吸困难等症状。

(三)支气管异物

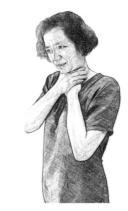

异物在支气管时,出现咳嗽、呼吸困难及喘鸣音等症状和体征。伤员会出现缺氧表现,表现为咳不出来,且说不出话,由于缺氧,出现面色青紫,拼命挣扎,并有特殊的姿势(图4-3)。

窒息严重者可在数分钟内死亡,即使抢救成功,也常因脑部缺氧过久而留下瘫痪、失语、智力障碍、肢体运动障碍等后遗症。因此,对呼吸道异物必须争分夺秒地进行现场抢救,而不能急于送医院。

图 4-3　呼吸道异物时的V形手势

三、现场急救

(一)救护要点

(1)气道异物阻塞常可自救或者互救。

(2)异物阻塞在气道内可因异物流动、膨胀而加重气体交换障碍,应密切观察病情动态变化。

(3)现场急救时,须根据异物阻塞者当时的意识状态和年龄大小选用急救法。气道异物阻塞急救法有咳嗽自救法、腹部冲击法(又称海氏急救法、Heimlich法)、手掌拍背法、胸部冲击法、胸外心脏按压法、压胸法等。

(4)如果出现意识丧失,呼吸心跳停止时,应先立即以胸外心脏按压开始心肺复苏。

(5)如果确定是异物完全阻塞气道,即将出现窒息和死亡,应立即现场采取气道阻塞急救法,力争尽快恢复气道通畅,并同时呼救和拨打"120"医疗急救电话。千万不要不经评估直接急送医院(除非有可能在3 min内将需救治者从现场送达医院急救),以免急送途中发生死亡。

(二)救护方法

1. 咳嗽自救法　　适用于成年人或者儿童,气道异物部分阻塞而气体交换良好(意识清醒状态)时。能说话、能咳嗽,未出现口唇、面色发绀情况下,救护员劝慰其保持镇静,同时尽量鼓励采用咳嗽方法排出气道异物,不需做其他任何处理,密切观察病情动态变化。

2. 椅背腹部自救法　　适用于成年人,气道异物部分阻塞而气体交换良好(意识清醒状态)时。取站立弯腰位,利用椅背作支点(或者其他物体),冲击自身腹部,使腹腔内压升高,膈肌抬

笔记栏

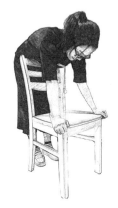

图4-4　椅背腹部自救法

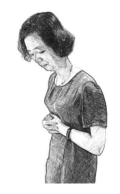

图4-5　冲击上腹部自救法

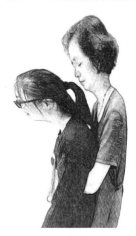

图4-6　立位上腹部冲击法

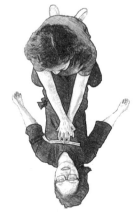

图4-7　仰卧位上腹部冲击法

高,形成胸腔压力瞬间增高,迫使肺内残留气体形成一股向上气流,使呼吸道内的异物驱出,以达到恢复气道畅通的目的(图4-4)。

3. 腹部冲击法(海姆利希手法)　此方法的基本原理为冲击腹部和压迫两侧肺下部,使腹内压升高,膈肌抬高,形成胸腔压力瞬间增高后,迫使肺内残留气体形成一股向上气流,形成人工咳嗽,使呼吸道内的异物上移或冲出,排堵疏通,恢复气道畅通。它包括以下几种方法。

(1)冲击上腹部自救法:适用于成年人,气道异物部分阻塞而气体交换良好(意识清醒状态)时。气道异物阻塞者取站立弯腰位,双手交叉按于中腹部,双手有节律性地用力冲击推压自身腹部,每次冲击推压约1 s,冲击推压动作要明显分开,可连续5～6次(图4-5)。

(2)立位上腹部冲击法:适用于已经确定为呼吸道异物阻塞,处在轻度气体交换障碍状态且意识清醒的成年人或者儿童。询问,征得同意后,取立位,救护员站在背后,使伤员弯腰,头部前倾呈气道打开状态,以双手臂环绕其腰。一手握空心拳,使拇指倒顶住其腹部正中线肚脐2 cm上方处。另一手掌紧握在握拳之手上,用力向腹腔内偏上方向冲击挤压,有节律性地将拳头压向腹部,连续5～6次,每次大约1 s(图4-6)。

注意以上每次冲击性挤压应是独立的、有力的、有明显分离的动作,注意施力方向,并应防止施力过大、过蛮,造成胸部和腹内脏器损伤。

(3)仰卧位上腹部冲击法:适用于已经确定为呼吸道异物阻塞,处在气体交换障碍引发的昏迷不醒状态下的成年人或者儿童。此时情况紧急,往往不能说话、不能咳嗽,口唇面色发绀,呈窒息状态,随时都可能死亡。将气道异物阻塞者置于仰卧位,使之仰头抬颈、呈气道打开状态,检查和取出口腔中可见的异物(包括义齿)。救护员将双拳放置于腹部正中线肚脐上方2 cm,快速向腹腔内偏上方向冲击,有节律性地将拳头压向腹部,以每次大约1 s、连续5～6次后检查一次口腔,掏取口腔中可见的堵塞物。采用仰卧位上腹部冲击法2～3个周期后,如果气道梗阻未能解除,救护员可跪于一侧肩与腰之间位置,进行人工呼吸,先吹气两次,观察胸廓是否随吹气起伏。如果胸廓随吹气没有起伏,表明气道阻塞或者可能气道未打开,此时应调整使其仰头抬颈,充分打开气道(图4-7)。

(4)手掌拍背法:适用于已经确定气道异物阻塞引起气体交换障碍,年龄小于1岁的婴儿。将身体俯伏在救护员的前臂上,头部朝下。救护员用一只手掌支撑下颌及头部,使头部轻度后仰,保持气道通畅的位置。用另一手掌掌根在的背部两肩胛骨之间拍击5～6次,大约每秒拍击一次(图4-8)。拍击后,注意检查口腔中是否有异物驱出,可用小手指掏取可见异物。如果气体交换障碍未缓解,可重复上法。

(5)胸部冲击法:适用于已经确定气道异物阻塞引起气体交换障碍时,年龄小于1岁的婴儿。将身体仰卧在救护员的前臂上,头部朝下。救护员用一只手掌支撑头及颈部,使头部轻度后仰,保持气道通畅的位置。用另一手的两指(示指与中指)置于胸骨下1/2处,垂直按压5次,按压深度1～2 cm(图4-9),应注意避免按压胸骨最下部的剑突,以免损伤内脏。检查口腔,可用小手指掏取可见异物。如果气体交换发生障碍未缓解,可重复上法。

（6）压胸法:适用于已经确定气道异物阻塞引起气体交换障碍的过于肥胖者或孕妇。询问,征得同意后,取立位,使其弯腰,头部前倾呈气道打开状态。救护员站在背后,双手臂环绕其胸。双手置于胸骨中下半部处,用力向胸部内冲击挤压,每次冲击挤压节律约为1 s,连续5～6次（图4-10）。注意以上每次冲击性挤压应是独立的、有力的、有明显分离的动作,注意施力方向并应防止施力过大、过蛮,造成胸骨和内脏损伤。

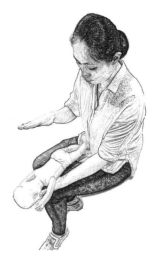
图4-8　手掌拍背法

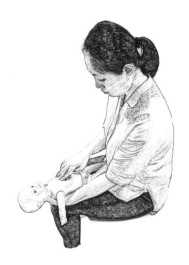
图4-9　胸部冲击法

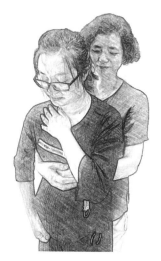
图4-10　压胸法

四、健康教育

（1）教育儿童不要把玩具放入口中。

（2）儿童在与同伴玩耍时,切忌口含糖块或含吃其他坚果类食品。

（3）养成良好的饮食习惯。吃饭时,不准跑跳和开玩笑。食物要细细嚼烂后再咽,防止呛咳,防止异物误入气道。

（4）预防知识:① 婴幼儿的会厌软骨发育不成熟,功能不健全,应避免在说话、哭笑、打闹和剧烈活动时进食或口中含物,否则容易将食物或其他物品吸入气道,导致气道阻塞、窒息;② 老年人会厌部保护性神经反射退化,吞咽敏感性下降,进食时不宜太快,应细嚼慢咽,避免食物或其他物品被卡在喉部,阻塞气道,引起窒息;③ 普及呼吸道异物阻塞的各种急救手法。

第五节　狗咬伤与狂犬病的现场急救

狗咬伤以四肢伤口多见,伤口多不规则,深浅不一,还会流血、肿胀,伤口污染严重时,易发生感染。狂犬病（rabies）是由狂犬病病毒所致的急性传染病,人兽共患,常见于犬、狼、猫、蝙蝠等肉食动物,人多因被病兽咬伤而感染发病。在现实生活中,有时很难区分病兽与健兽,家犬可成为无症状携带者,携菌率在10%～25%,因此不管是病兽,还是貌似“健康”的肉食动物抓、舔、咬、吻了人体,均应紧急处置,阻断和减少狂犬病病毒对人体局部组织侵入、繁殖、扩散,进而侵犯中枢神经系统。近几年来,“宠物热”使一些地区狗咬伤的病例屡见不鲜,狂犬病发病率急骤上升。狂

笔记栏

犬病潜伏期（从咬伤至出现临床症状）长短不一，平均为2个月左右，少数病例潜伏期超过1年，甚至6年以上。一旦被狂犬病病毒感染致病，死亡率接近100%。因此，伤口的现场紧急处理极为重要。

一、概述

狂犬病病毒主要存在于病畜的脑组织及脊髓中，其涎腺和涎液中也含有大量病毒，并随涎液向体外排出。故被病犬咬、抓后，病毒可经唾液—伤口途径进入人体导致感染。狂犬病病毒对神经组织具有强大的亲和力，在伤口入侵处及其周围的组织细胞内可停留1～2周，并生长繁殖，若未被迅速灭活，病毒会沿周围传入神经上行到达中枢神经系统，引发狂犬病。

二、病情评估与判断

感染病毒后是否发病与潜伏期的长短、咬伤的部位、入侵病毒的数量、毒力及机体抵抗力有关。潜伏期短者10 d，多数1～2个月。咬伤越深、越接近头面部，其潜伏期越短、发病率越高。

1. 症状　　发病初期时伤口周围麻木、疼痛，逐渐扩散到整个肢体；继之出现发热、烦躁、乏力、恐水、怕风、咽喉痉挛；最后导致肌瘫痪、昏迷、循环衰竭，甚至死亡。

2. 体征　　有利齿造成的深而窄的伤口，出血，伤口周围组织水肿。

三、现场急救

凡是被狗咬伤均应立即急救。

1. 吸出毒素　　立即用吸奶器或火罐将伤口内的血液吸出，同时把毒素吸出。

2. 清创　　用20%肥皂水或清水反复冲洗伤口，洗后用白酒或70%乙醇擦拭伤口周围，切忌缝合伤口。

3. 注射狂犬病疫苗　　立即到疾病预防控制中心注射狂犬病疫苗，可在伤口周围肌注抗狂犬病免疫血清，以增加预防效果。注射破伤风抗毒素，并注射或口服抗生素预防感染。

4. 送医院　　对有前驱症状者应急送医院治疗。

四、健康教育

1. 管理传染源　　严格管理家犬，消灭野犬。家中尽量不养猫、狗之类的动物。如饲养这类宠物，应定期预防接种。疑为狂犬、狂猫者应立即杀死、焚烧或深埋。

2. 切断传播途径　　重要的是防止被猫、狗咬伤，教育儿童不要戏弄猫、狗。狂犬病伤员的污染物、分泌物和住处均应彻底消毒。

3. 保护易感人群　　对养狗全家、兽医、动物管理人员、猎手、野外工作者及可能接触狂犬病病毒的医务人员应做预防接种。

4. 被咬伤后立即接受治疗　　被咬伤后应立即预防注射和及时正确处理。

5. 预防知识　　人被病兽抓、咬伤后，应在现场立即处理，及早、全程、足量注射狂犬疫苗。

第六节　毒蛇咬伤的现场急救

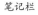

蛇咬伤（snake bite）以南方为多，多发生于夏、秋两季。蛇分为无毒蛇和毒蛇两类。无毒蛇咬伤只在局部皮肤留下两排对称的细小齿痕，轻度刺痛，无生命危险。毒蛇咬伤后伤口局部常有一对较深齿痕，蛇毒注入体内，引起严重全身中毒症状，甚至危及生命。此处仅述及毒蛇咬伤。

一、概述

蛇毒含有多种毒性蛋白质、多肽及酶类。按蛇毒的性质及其对机体的作用可分为3类：神经毒素、血液毒素及混合毒素。神经毒素对中枢神经和神经肌肉节点有选择性毒性作用，引起肌肉麻痹和呼吸麻痹，常见于金环蛇、银环蛇咬伤；血液毒素对血细胞、血管内皮细胞及组织有破坏作用，可引起出血、溶血、休克或心力衰竭等，见于竹叶青、五步蛇咬伤；混合毒素兼有神经、血液毒素特点，如蝮蛇、眼镜蛇的毒素。

二、病情评估与判断

一旦被蛇咬伤，要迅速判断是否为毒蛇咬伤。如全身和局部症状严重，则较易判断，但为时已晚。

（一）蛇形

毒蛇的头多呈三角形，口腔内有一对毒牙，身上有彩色花纹，尾短而细；无毒蛇头呈椭圆形，口腔内无毒牙，身上色彩单调，尾细而长。

（二）伤口

毒蛇咬伤的伤口表皮常有一对大而深的牙痕，或两列小牙痕上方有一对大牙痕，有的大牙痕里甚至留有断牙；无毒蛇咬伤则无牙痕，或有两列对称的细小牙痕。如果蛇咬伤发生在夜间，无法看清蛇形，从伤口上也无法分辨是否为毒蛇所伤时，注意不可等待伤口情况发生变化再进行判断，应及早送医院检查治疗。

1. 局部表现　　局部伤处疼痛，肿胀蔓延迅速，淋巴结肿大，皮肤出现血疱、瘀斑，甚至局部组织坏死。

2. 全身表现　　全身虚弱、口周感觉异常、肌肉震颤，发热、恶寒、烦躁不安、头晕目眩、言语不清、恶心呕吐、吞咽困难、肢体软瘫、腱反射消失、呼吸抑制，最后导致循环呼吸衰竭。部分患者伤后可因广泛的毛细血管渗漏引起肺水肿、低血压、心律失常；皮肤黏膜及伤口出血，血尿、尿少，出现肾功能不全及多器官功能衰竭。

三、现场急救

（一）保持冷静

被毒蛇咬伤后，千万不可以惊慌、大声惊呼、乱跑奔走求救，这样会加速毒液吸收和扩散。尽可能辨识蛇有何特征。不可食用酒、浓茶、咖啡等兴奋性饮料，兴奋性饮料也会加速毒液吸收和扩散。

（二）立即绑扎

用止血带或橡皮带绑扎于伤口近心端上5～10 cm处，如无止血带可用毛巾、手帕或撕下的布条代替。绑扎时不可太紧，也不可太松，应可通过一指，其程度应以能阻断淋巴和静脉回流为宜，减少毒液吸收和扩散。缚扎后，一般每间隔1 h放松一次即可（每次放松30 s～1 min）。同时视实际状况而定，如果伤处肿胀迅速扩大，要检查是否绑得太紧，应缩短绑扎放松的间隔时间，以免引起组织坏死。

（三）局部冷敷

可减轻疼痛，减慢毒素吸收，降低毒素中酶的活性。将伤肢浸入4～7℃冷水中，3～4 h后改用冰袋冷敷，持续24～36 h。

（四）切开伤口，排除毒液

在将伤口切开前，必须先用肥皂水或清水清洗伤口。用消毒刀片或利器在毒蛇咬伤牙痕处作长1 cm的"十"字形切口，以利排毒。同时，可用吸吮器负压吸引将毒血吸出。救护员应避免直接以口吸出毒液，若口腔内有伤口可能引起中毒。

笔记栏

（五）立即送医

毒蛇咬伤后，应分秒必争送至有抗毒蛇血清的医疗单位接受救治。急救途中可服用蛇药片（如季德胜蛇药片等），或将蛇药片用清水溶成糊状涂在伤口四周。

四、健康教育

1. **急救知识**　①毒蛇咬伤后立即采取坐位或卧位，不要惊慌失措，不奔跑，不乱动肢体，使伤肢下垂，以免加快血液循环，增加毒素的吸收；②将伤肢制动后平放，并辅以局部降温措施；③鼓励患者多饮白开水，促进毒素排出，切不可饮酒精类饮料，以防加速毒素扩散。

2. **用药指导**　①季德胜蛇药片：内服外敷，首剂10片，每日3～4次；②应用破伤风抗毒素：预防破伤风的发生；③应用抗生素：预防伤口感染的发生；④补液治疗：补液要足量以加速毒素排出体外。

3. **预防知识**　①野外、夜晚作业和活动时，应穿着长袖衣、长裤、厚靴、厚帆布绑腿，并戴好帽子；②夜行时，应持手电筒照明，并持竹竿在前方左右打草将蛇赶走；③野外露营时，应将宿营地附近之长草、泥洞、石穴清除，以防蛇类躲藏；④熟悉各种蛇类特征及毒蛇咬伤急救方法。

第七节　蜂蜇伤的现场急救

野外作业或野游时如果被蜂蜇伤（bee sting），不能掉以轻心，应引起重视。有些蜂毒进入血液循环可发生严重过敏反应，出现荨麻疹、喉头水肿、支气管痉挛等，可因过敏性休克、血压下降、窒息而致命。因此，蜂蜇伤也是一种常见的可威胁生命的急症。

一、概述

蜂蜇伤是由于蜂的尾刺刺入人体，放出毒液引起的损伤。蜇人毒蜂种类很多，其腹部末端有一对毒螯和一根毒刺，其毒液的成分复杂，可含有神经毒素、溶血毒素等，可致溶血和出血，蜜蜂蜇人后，还可将毒刺留于蜇伤处。一般蜂蜇伤，局部有红肿、疼痛等，数小时后症状消失。若多处被蜇伤，可有全身症状，甚至昏迷。对蜂毒过敏者，可致过敏性休克、急性喉头水肿、肺水肿、多脏器功能衰竭等病理改变。

二、病情评估与判断

1. **轻症者**　伤口有剧痛、灼热感，有红肿、水疱形成，1～2 d自行消失。如被蜂群蜇伤多处后，可有发热、头晕、恶心、烦躁不安、痉挛及昏厥等症状。

2. **过敏者**　可出现麻疹、口唇及眼睑水肿、腹痛、腹泻、呕吐，甚至喉头水肿、气喘、呼吸困难等。

3. **重症者**　出现少尿、无尿、心律失常、血压下降、出血，昏迷等症状，甚至因呼吸、循环等多器官功能不全或者衰竭而死亡。

三、现场急救

（1）被蜂蜇伤后，其毒刺有时会留在皮肤内，用针头挑出，或用胶布粘贴的方法将残留在体内的螯刺摘除，不能挤压，伤后立即先用清水、生理盐水清洗伤口，如为黄蜂蜇伤，其毒液为碱性，可涂食醋；若为蜜蜂蜇伤，其毒液为酸性，局部涂敷3%碳酸氢钠溶液，每天多次，直至红消肿退为止。亦可用季德胜蛇药片研粉，用生理盐水或温开水调成糊状涂敷在伤口周围，以防止肿胀和促进消退。

笔记栏

（2）被蜂蜇有过敏反应导致休克者,应及时就医。

（3）全身中毒症状明显者,按照本章第六节"现场急救"处置。

四、健康教育

（1）教育儿童不要戏弄蜂巢。如果发现蜂巢,应由专业人员彻底捣毁,以消灭黄蜂及幼虫。

（2）蜂在飞行时不要追捕,以防激怒而被蜇。

（3）掌握蜂蜇伤初步自我救治方法。

（4）预防知识: ① 不要随意捅马蜂窝,在捣毁蜂巢时要加强个人防护; ② 上山劳动、作业时应戴草帽、手套、穿长裤等,必要时佩戴面罩,做好自我防护。

小　结

常见意外伤害的现场急救
- 概述
- 病情评估与判断
- 现场急救要点
  - 去除致伤原因
  - 密切观察病情动态变化
  - 保持呼吸道畅通
  - 呼吸停止者,开放气道后立即施行人工呼吸
  - 心跳骤停者行胸外按压
  - 在转送途中应继续上述救护措施,不放弃救护
- 健康教育

【思考题】

（1）伤员,男性,45岁,在河边钓鱼时遭遇意外电击倒下,当时伤员神志清楚,大声呼救,右手不能动弹,该如何急救?

（2）有人突然被开水烫伤,伤处有明显水疱,如何急救?

（3）伤员,男性,15岁,在江里游泳时意外溺水,被他人发现后救起。当时伤员剧烈咳嗽、呼吸急促,咳出粉红色泡沫痰,全身皮肤发绀,腹部膨隆。该伤员可能发生什么并发症? 如何对该伤员进行现场急救?

（左四琴）

第五章

常见急症的现场急救

==== 学习目标 ====

● **掌握**：常见急症（意识丧失、低血糖症、脑卒中、急性胸痛、休克、哮喘、癫痫、中暑）的现场急救要点。

● **熟悉**：上述常见急症的主要临床表现及诱发因素。

● **了解**：上述常见急症发生的机制。

第一节　意识丧失的现场急救

意识是指个体对外界环境、自身状况及它们相互联系的确认。意识活动包括觉醒和意识内容两方面。当上行网状激活系统和大脑皮质的广泛损害可导致不同程度觉醒水平的障碍，主要由大脑皮质病变造成。意识不清可按照伤病者的反应程度分 A、V、P、U 四个等级。A（alert）：完全清醒，眼睛开合自如，能正常回答问题，各种反应正常；V（verbatim）：伤病者对声音有反应，能按指令活动；P（pain）：伤病者对声音无反应，对痛觉有反应；U（unresponsive）：伤病者对任何刺激都没有反应，眼睛是闭上的。凡脑部正常活动受损，评估意识为 V、P、U 级，都属于意识不清。伤病者对任何刺激都没有反应即为意识丧失，短暂的意识丧失可表现为晕厥，重者可表现为嗜睡、意识模糊和昏睡，甚至昏迷。

一、昏迷的现场急救

（一）概述

昏迷是患者大脑在一种高度抑制状态的脑功能障碍症状，是病情危重的表现。患者意识丧失，随意运动消失，甚至对高声呼唤、强光、疼痛刺激等均无反应。

（二）病情评估与判断

1. 主要表现

（1）浅昏迷：伤病者意识活动大部分丧失。无自主运动，对光、声刺激无反应。对疼痛刺激尚可出现痛苦表情或肢体退缩等防御反应。角膜反射、瞳孔对光反射、眼球活动、吞咽等脑干反射可存在，伤病者呼吸、脉搏、血压等生命体征平稳。

（2）深昏迷：伤病者意识活动完全丧失。患者对外界各种刺激均无反应，即使是伤害性刺激的防御性反射也消失，肢体常呈弛缓状态，常有尿失禁、脉速、血压下降、呼吸频率与节律异常等症状。

2. 常见病因　　颅内病变和代谢性脑病是常见的两大类病因。常见颅内病变有脑卒中、高血压脑病、蛛网膜下腔出血、癫痫、脑震荡、脑外伤等；常见代谢性脑病有严重糖尿病、尿毒症、甲亢危

笔记栏

象、肝硬化、肝功能衰竭、中毒、中暑、电击伤、溺水、高原性昏迷、感染性脑病等。

（三）现场急救

（1）拨打"120"医疗急救电话，启动救援医疗服务系统（emergency medical service system, EMSS）。

（2）将伤病者头部偏向一侧，以防呕吐物误吸、堵塞呼吸道，引起窒息，不要给患者饮食、饮水。

（3）让患者安静平卧，松解腰带，领口，下颌抬高，清除伤病者口、咽、鼻部分泌物或异物（如义齿），保持呼吸道通畅。

（4）判断意识丧失的病因，评估昏迷程度。重点观察伤病者的呼吸、脉搏、血压、体温等生命体征和气道通畅情况。

（5）对有外伤者，可按有关外伤急救。注意保暖，尽量减少搬动患者。血压低者应注意防止休克的发生，有条件时尽快吸氧、输液。

（6）对呼吸暂停者进行口对口人工呼吸，心跳停止者进行心肺复苏术。

（7）严密观察病情进展，加强护理，防止伤者突然坠地，引起损伤。即使患者迅速恢复知觉，表面上看来已经完全复原，也必须密切注意他的反应程度。

（四）健康教育

1. 饮食　　应给予患者高热量、易消化流质食物；不能吞咽者给予鼻饲。鼻饲食物可为牛奶、米汤、菜汤、肉汤、果汁和水等。另外，也可将牛奶、鸡蛋、淀粉、菜汁等调配在一起，制成稀粥状的混合奶，予患者鼻饲。每次鼻饲量不超过200 mL，每日6～8次。鼻饲时，应将患者所用餐具进行清洗、消毒。

2. 保持呼吸道通畅　　防止感冒，长期昏迷的患者机体抵抗力较低，要注意给患者保暖，防止受凉、感冒。患者无论取何种卧位都要使其面部转向一侧，以利于呼吸道分泌物的引流；当患者有痰或口中有分泌物和呕吐物时，要及时吸出或抠出；每次翻身变换患者体位时，轻叩患者背部等，以防吸入性或坠积性肺炎的发生。

3. 预防压力性损伤　　昏迷患者预防压力性损伤最根本的办法是定时翻身，一般每2～3 h翻身一次。另外，还要及时更换潮湿的床单、被褥和衣服。

4. 预防烫伤　　长期昏迷的患者末梢循环差，冬季时手、脚冰凉。家人在给患者使用热水袋等取暖时，一定要注意温度不可过高，一般低于50℃，以免发生烫伤。

5. 防止便秘　　长期卧床的患者容易便秘，每天可给患者吃一些香蕉、蜂蜜及含纤维素多的食物，每日早晚给患者按摩腹部。3天未大便者，可服用麻仁润肠丸或大黄苏打片等缓泻药，必要时可用开塞露帮助排便。

6. 防止泌尿系统感染　　患者如能自行排尿，要及时更换尿湿的衣服、床单和被褥。如患者需用导尿管帮助排尿，每次清理患者尿袋时要注意无菌操作，导尿管要定期更换。帮助患者翻身时，不可将尿袋抬至高于患者卧位水平，以免尿液反流造成泌尿系统感染。

7. 防止坠床　　躁动不安的患者应安装床挡，必要时使用保护带，防止患者坠床、摔伤。

8. 预防结膜炎、角膜炎　　对眼睛不能闭合者，可给患者涂用抗生素眼膏并加盖湿纱布，以防结膜炎、角膜炎的发生。

9. 保持清洁　　每天早晚及饭后给患者用盐水清洗口腔，勤洗澡、勤更衣、勤换床单被套，保持清洁卫生。

二、晕厥

（一）概述

晕厥是一种阵发性，突然发生的，一过性的全身性血压下降导致脑细胞一过性血液供应不足的病症。晕厥者可产生不同程度，短暂的意识丧失，经过适当处理后可以自行恢复。晕厥可能为心、脑、肺诸脏器的器质性病变的症状之一。晕厥发生摔倒易造成颅脑损伤等外伤，因此应注意预防。

笔记栏

（二）病情评估与判断

1. 主要表现

（1）典型表现是突然昏倒、一时性意识丧失，但无抽搐现象。

（2）晕厥发生前和失去正常姿态前，在伤病者直立时，可有虚弱、头晕、眼前发黑、心慌、出汗等症状。

（3）功能性晕厥，绝大部分原因不明，晕厥发生常与环境、情绪有关。

（4）器质性晕厥，90%以上为心源性晕厥，先兆表现可有心悸。

（5）突然昏倒可引起继发性伤害，如皮损、出血、骨折、脑震荡等。

2. 常见病因

（1）功能性（原因不明性）晕厥：常见于体质虚弱或血管神经功能不稳定的人群。由于过度紧张、恐惧焦虑、晕针、见血、创伤、剧痛、闷热、疲劳等因素刺激发作，又称血管抑制性晕厥。体位性晕厥、排尿性晕厥也属此类。

（2）器质性晕厥：多见于心脑血管结构性异常，引起心搏出量急速降低，如冠心病、房室传导阻滞、室性阵发性心动过速、心动过缓、心肌梗死、心脏瓣膜病变、一过性脑缺血病、心脏起搏器问题等。

（3）其他原因晕厥：包括出血性晕厥、药物过敏性晕厥、代谢性晕厥（如低血糖）、颈动脉窦过敏性晕厥等。

（三）现场急救

（1）紧急携扶，缓慢躺下，预防和避免突然昏倒而引起的伤残。使患者躺下，并抬高双腿。

（2）解开衣领和腰带，取头高脚低姿势的卧位，保持患者呼吸道通畅。

（3）注意保暖和安静，确保患者呼吸新鲜空气。

（4）检查患者是否有其他创伤，并进行相对应急救。

（5）如患者未能躺下，或在坐起后又再次晕厥，可让他把头部放于两膝之间并做深呼吸。

（6）若短期内患者意识仍未恢复清醒，应检查呼吸、脉搏和血压，必要时施行心肺复苏术，并拨打"120"医疗急救电话，启动救援医疗服务系统。

（7）中年以上患者发生晕厥，发作后应及时到医院检查，排除心脑血管病变。

（四）健康教育

（1）重点在于病因治疗和预防发作，定期参加健康体检，治疗已知的心脑血管等疾病。

（2）对既往因晕厥而引起外伤的伤病者，应寻找晕厥原因，以预防再发生晕厥。

（3）避免令人不悦的生理或情感因素的刺激，加强健身，增强体质。

（4）老年人、糖尿病患者、感觉神经功能减退者，起立时和活动幅度不宜太猛太快，以防体位性晕厥。

（5）提防晕厥引起的伤残。

第二节　低血糖症的现场急救

一、概述

低血糖症是由多种原因引起的静脉血血糖浓度低于一个特定的水平，导致交感神经兴奋和细胞缺氧，而出现的一系列症状。

二、病情评估与判断

1. 主要表现

（1）交感神经过度兴奋症状：表现为心悸、饥饿、面色苍白、心动过速、出冷汗、手足颤抖等。

（2）中枢神经系统症状：表现为头痛、焦虑、心神不安，以致精神错乱，全身或局限性癫痫。

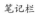

笔记栏

（3）直接出现意识丧失：即未警觉的低血糖，可出现休克，甚至死亡。

2. 常见病因

（1）反应性低血糖：原因不明的功能性低血糖症，早期糖尿病，胃大部切除术后，婴儿期低血糖等。

（2）胰岛素分泌过多：见于胰岛细胞瘤；对抗胰岛素的内分泌激素分泌不足，见于肾上腺皮质功能减退，垂体前叶功能减退，胰岛小细胞功能减退。

（3）肝脏病变：严重弥漫性肝病，先天性糖原代谢酶缺乏等；营养障碍，如饥饿、严重营养不良等。

（4）药物因素：胰岛素或磺脲类药物剂量使用不当，阿司匹林类药物，酒精性低血糖等。

三、现场急救

（1）协助患者坐下或躺下休息。

（2）如有条件，应测量血糖确定是否发生低血糖。

（3）确定是低血糖，如患者可以吞咽，可给予含糖饮品或糖块以提高血糖水平，使症状缓解。若患者不能吞咽，可以在患者口腔黏膜、牙龈上涂抹蜂蜜等。

（4）一般15 min内症状缓解，不缓解应立即拨打"120"医疗急救电话，启动救援医疗服务系统。

（5）如果患者已经意识丧失，参照"意识丧失"的处理方法，保持呼吸道通畅，置于复原卧位。

四、健康教育

（1）糖尿病患者尤其合并心脑血管疾病的老年患者，应注意预防低血糖的发生。

（2）制定适宜的个体化血糖控制目标。

（3）进行糖尿病教育，包括对患者家属的教育，识别低血糖，了解患者所用药物的药代动力学，自救方法等。

（4）充分认识引起低血糖的危险因素

1）定时定量进餐，如果进餐量减少应相应减少药物剂量。

2）运动前应增加额外的碳水化合物摄入。

3）酒精能直接导致低血糖的发生，避免酗酒和空腹饮酒。

（5）调整降糖方案，合理使用胰岛素或胰岛素促分泌剂。

（6）定期监测血糖，尤其在血糖波动大、环境、运动等情况下更要密切监测血糖。

第三节　　脑卒中的现场急救

一、概述

脑卒中又称脑中风，脑卒中源于血管性病损，是指脑部某个区域内病损的血管突然堵塞或梗死（缺血性脑卒中包括短暂性脑缺血发作、脑血栓、脑栓塞），或者脑部某区域内病损的血管破裂（出血性脑卒中包括脑出血、蛛网膜下腔出血），引起脑功能损害和神经症状的一组临床综合征。

二、病情评估与判断

1. **主要表现**　　脑卒中的临床表现主要依据病损的部位、累及的范围、时间和伤病者的全身情况而定。常见的主要特征性表现是，伤病者肢体瘫痪、失语、昏迷。

（1）脑血栓：通常发生在睡眠后或安静状态下。发病前，可有短暂脑缺血，如头晕、头痛、突然不会讲话、肢体发麻、感觉沉重等。发病后，往往在早晨起床时突然觉得半身不听使唤，神志多数清醒，脉搏和呼吸明显改变，逐渐发展成偏瘫、单瘫、失语和偏盲等。

（2）脑出血（原发性脑出血）：多见于50岁以上高血压伤病者。起病急骤,且白天活动时多见,伤病者常常倒在卧室、厕所或其他场合。一般在发病前无预感,发病又常与情绪激动、过量饮酒、过度劳累及寒冷季节相关。绝大部分伤病者,因血压突然升高而导致脑血管破裂。起病初,出现剧烈头痛伴频繁呕吐,严重的可伴有胃出血、呕吐,呕吐物为咖啡色。在数分钟到数小时内病情发展到高峰,伤病者突然昏倒后,迅即出现昏迷、面色潮红、口眼歪斜和两眼向出血侧凝视、肢体瘫痪、握拳、牙关紧闭、鼾声大作,或面色苍白、手撒口张、大小便失禁等。

（3）少数人在发病前数小时,有头晕、头痛、短暂的手脚行动不便、言语含糊或短暂性意识模糊等先兆症状。

2. 常见病因　　脑中风的危险因素有高血压、动脉硬化、吸烟、糖尿病、血脂异常、嗜酒,以及药物滥用、肥胖、久坐不动的生活习惯,血液黏稠等。

（1）寒冷气候：寒冷可影响人体神经内分泌的正常代谢,使血液黏稠度增高,毛细血管痉挛性收缩和脆性增加,血压升高,造成血管破裂。

（2）精神刺激：过分激动会使交感神经兴奋,心跳加快,血管急剧收缩,诱发血管破裂。

（3）过度劳累：担负任务过重,精神极度紧张或长途旅行和过于疲劳都可诱发脑出血。

（4）不良生活习惯：酗酒、暴饮暴食、饱食后沐浴等不良生活习惯均可诱发脑出血。

三、现场急救

（1）发生脑卒中时,劝慰伤病者保持安静,如果在浴室、厕所等地,就地抢救或就近转移到易于救护处置的地方,室内保持安静暖和。

（2）伤病者必须绝对安静卧床（脑出血患者头部可稍垫高）,松开领扣,头偏向一侧,防止呕吐物、口腔分泌物或异物（义齿）误入气管,注意及时清除口腔内呕吐物、分泌物,以保持呼吸道通畅。

（3）密切观察患者生命体征（脉搏、呼吸、血压）变化,同时要避免强行搬动患者,尤其要注意头部的稳定,以免造成病情加重。

（4）头颈部置冰帽或冰袋降低脑部温度,有利于减轻脑水肿和降低颅内压。

（5）脑卒中伤病者咽部可能麻痹,应限制进食。

（6）伤病者出现大、小便失禁时,应就地处置,不要移动上半身。

（7）即刻"120"医疗急救电话,启动救援医疗服务系统。

四、健康教育

（1）充分认识控制脑卒中的高度危险因素及选择持续性健康生活方式的重要性、有效性和经济性,并持之以恒自觉执行、定期评估。已知可控制的脑血管病高危因素有肥胖、高血压、糖尿病、血脂异常、房颤、心肌梗死、无症状性颈动脉狭窄、吸烟、不良生活方式等。

（2）综合治理、非药物治疗（治疗性矫正不良生活习惯和方式）和药物治疗一个都不能偏废。预防为先,切勿只看重近期的应急治疗而应坚持长期的综合性治疗。

（3）控制高血压、控制高血糖、调节血脂、减肥和治疗其他并存疾病,树立整体综合治疗观念。

（4）已有脑血管事件发生的伤病者,应采取预防再次发作的措施。

（5）脑卒中伤病者应尽早采取完善的康复措施,减少残疾,最大限度地提高伤病者的生活质量。

第四节　急性胸痛的现场急救

笔记栏

　　胸痛是指胸前区的不适感,包括胸部闷痛、刺痛、烧灼、紧缩和压榨感等,有时可放射至面颊、下颌部、咽颈部、肩部、后背部、上肢或上腹部,表现为酸胀、麻木或沉重感等,常伴有精神紧张、焦虑、恐惧感,是急诊常见的症状之一。胸痛的病因复杂各异,且危险性存在较大的差别。急性胸痛是一些致命性疾病的主要临床表现,常见的有心绞痛、心肌梗死、自发性气胸、肺栓塞、主动脉夹层等。

一、心绞痛的现场急救

(一) 概述

心绞痛是由于供应心脏血液和营养的冠状动脉发生急剧的、暂时的缺血与缺氧,引起心脏细胞功能异常的临床综合征。其特征是阵发性的胸前区压榨性疼痛,常发生在劳动、寒冷环境或者情绪激动时,胸痛持续时间大多为3～5 min,经休息或服硝酸甘油可逐渐减轻缓解。它往往是冠状动脉粥样硬化心脏病(冠心病)最常见的一种临床表现或首发症状。

(二) 病情评估与判断

1. 主要表现

(1) 突然发生胸骨中部或其邻近部位紧缩、沉重、烧灼和压榨性疼痛与窒息感觉,疼痛和不适可放射至心前区、左上肢或双侧上肢等部位,伴有冷汗,发作时间数十秒,数分钟,一般不超过15 min,经休息或服硝酸甘油可逐渐减轻缓解。可间断性、反复性发生。不典型者可在胸骨下段、上腹部或心前区压痛。有的仅有放射部位的疼痛,如咽喉发闷、下颌疼、颈椎压痛。

(2) 相关症状包括呼吸困难、恶心、出汗、头晕、心慌等,有时伴有濒死感觉。老年人症状常不典型,可仅感胸闷、气短、疲倦。老年糖尿病患者甚至仅感胸闷而无胸痛表现。

(3) 运动加剧时,身体突然显得非常虚弱、无力。

(4) 新发心绞痛伤病者,大部分并未有"确认"心脏病史。

2. 常见病因　剧烈运动、劳累、情绪激动、饱餐、饮酒、寒冷、贫血、心动过速、休克等均为心绞痛的诱因。

(三) 现场急救

(1) 伤病者应保持平静,情绪烦躁可加剧心肌缺血。

(2) 限制活动,伤病者半坐卧或平卧,减轻心肌耗氧负荷。

(3) 帮助病者处于疼痛最轻的体位,解开衣领和腰带。

(4) 可协助患者服用他随身携带的治疗心绞痛的药物。有条件时,即刻用硝酸甘油片,1～2片舌下含服,2～3 min见效,能维持30 min左右,或含服速效救心丸10～15粒,很快见效。按揉内关穴、足三穴、百会穴等有较好的效果。

(5) 有条件时给予吸氧,以缓解心肌缺血等症状。

(6) 争取在第一时间送往有心脏专科的医院急诊,不得延误,延误可导致心肌细胞不可逆死亡、心肌梗死。

(7) 如果出现心搏骤停,立即施行心肺复苏术。

(四) 健康教育

(1) 劳逸结合,避免劳心、体力劳累;心平气和,避免情绪激动;心理平衡,调适竞争性压力;平衡膳食,注意营养,清淡饮食,禁忌饱食。

(2) 注意寒流季节变化,防风保暖。

(3) 治疗可诱发和加剧心肌缺血的相关疾病,如贫血、各种感染、甲状腺功能亢进、心律失常等。

(4) 控制与动脉粥样硬化相关的危险因素,包括血脂蛋白异常、高血压、糖尿病、肥胖、缺少体力活动、吸烟等。

(5) 有心脑血管疾病、糖尿病、高脂蛋白血症、动脉粥样硬化家族史,应定期监测,及早预防与治疗。

二、急性心肌梗死的现场急救

(一) 概述

急性心肌梗死是指在冠状动脉发生病变的基础上,由于供应营养的心脏三根主要动脉中一处

笔记栏

或多处发生急剧的、持久的严重缺血缺氧或供血中断,造成相应部位心肌细胞不可逆转的细胞损伤和心肌坏死,导致的心脏结构、心脏血流动力学、心脏功能异常和心律失常。

(二)病情评估与判断

1. 主要表现

(1)典型缺血性胸痛部位:疼痛通常在胸骨后或左胸部,可向左上臂、颌部、背部或肩部放射。

(2)不典型缺血性胸痛部位:有时疼痛部位不典型,可在上腹部、颈部、下颌等部位。

(3)缺血性胸痛持续时间:疼痛常持续20 min以上,亦可持续几个小时;含服硝酸甘油片后胸痛不能缓解。

(4)缺血性胸痛性质:通常呈剧烈的压榨性疼痛或紧迫、烧灼感。

(5)缺血性胸痛伴有症状:常伴有呼吸困难、出汗、恶心、呕吐或眩晕等。

(6)其他表现:应注意心肌梗死非典型疼痛部位、无痛性心肌梗死(25%左右)和其他不典型表现。女性常表现为不典型胸痛,而老年人更多地表现为呼吸困难。严重病例可发生休克、心力衰竭、心律失常、心搏骤停,甚至猝死。

2. 常见病因

(1)过劳:过重的体力劳动,尤其是负重登楼、过度体育活动、连续紧张劳累等,都可使心脏负担加重,心肌需氧量突然增加,而冠心病患者的冠状动脉已发生硬化、狭窄,不能充分扩张而造成心肌缺血。剧烈体力负荷也可诱发斑块破裂,导致急性心肌梗死。

(2)激动:由于激动、紧张、愤怒等激烈的情绪变化诱发。

(3)暴饮暴食:不少心肌梗死病例发生于暴饮暴食之后。进食大量含高脂肪高热量的食物后,血脂浓度突然升高,导致血液黏稠度增加,血小板聚集性增高。在冠状动脉狭窄的基础上形成血栓,引起急性心肌梗死。

(4)寒冷刺激:突然的寒冷刺激可能诱发急性心肌梗死。因此,冠心病患者要十分注意防寒保暖,冬春寒冷季节是急性心肌梗死发病较高的原因之一。

(5)便秘:临床上,因便秘时用力屏气而导致心肌梗死的老年人并不少见。必须引起老年人足够的重视,保持大便通畅。

(6)吸烟、大量饮酒:可通过诱发冠状动脉痉挛及心肌耗氧量增加而诱发急性心肌梗死。

(三)现场急救

(1)伤病者停止任何主动活动和运动即刻卧床休息;劝慰伤病者保持平静,情绪烦躁可加剧心肌缺血。

(2)有条件时,即刻用硝酸甘油片嚼碎后舌下含服,每5 min可重复使用;给予吸氧,以缓解心肌缺血及症状。

(3)解开衣领和腰带,帮助伤病者处于胸痛最轻的体位,可以缓解进一步心肌缺血及症状。

(4)给予吸氧,以缓解心肌缺血及症状。

(5)即刻拨打"120"医疗急救电话,启动救援医疗服务系统。

(6)如果出现心搏骤停,开始施行心肺复苏术。

(四)健康教育

(1)学习并掌握心肌梗死现场救护基本知识与技术。

(2)避免可诱发和加剧心肌耗氧增加与心肌缺血的相关因素。

(3)注意气温变化,经常收听天气预报。寒冷季节是心肌梗死好发时段,寒冷可激发冠状动脉痉挛,加上动脉粥样硬化导致血管内皮损伤,在血小板聚集后形成血栓,使心肌供血中断,因而导致心肌梗死发生。采取防风保暖措施,外出佩戴围巾、帽子。

(4)注意体力消耗,避免剧烈运动、过重的体力劳动、劳累。

(5)注意减轻压力,心情愉悦,避免情绪激动、精神紧张。

(6)治疗可诱发和加剧心肌缺血的相关疾病,如贫血、各种感染、甲状腺功能亢进、心律失常等。

笔记栏

（7）已患有冠心病、心绞痛的患者,要随身备有硝酸甘油片。一旦发生心肌梗死先兆症状时,应立刻停止任何主动活动和运动,舌下含服硝酸甘油片,呼救他人帮助,并须急诊治疗,不要贻误或延误救治。

（8）积极控制与动脉粥样硬化相关的危险因素,包括血脂蛋白异常、高血压、糖尿病、肥胖、缺少体力活动、吸烟等,并必须持之以恒。

（9）有心肌梗死、脑卒中、糖尿病、高脂蛋白血症、动脉粥样硬化家族史者,立定期监测,及早预防。

三、自发性气胸的现场急救

（一）概述

自发性气胸是指因肺部疾病使肺组织和脏层胸膜破裂,或靠近肺表面的肺大疱、细微气肿疱自行破裂,使肺和支气管内空气逸入胸膜腔而引起的一系列临床症状。

（二）病情评估与判断

1. 主要表现

（1）呼吸困难:气胸发作时患者均有呼吸困难,其严重程度与发作的过程、肺被压缩的程度和原有的肺功能状态有关。年轻的呼吸功能正常的患者可无明显的呼吸困难,即使肺被压缩大于80%,亦仅能在活动时稍感胸闷,而老年慢性阻塞性肺气肿患者,肺被轻度压缩就有明显的呼吸困难。

（2）胸痛:气胸发生时常突然出现尖锐性刺痛和刀割痛,与肺大疱突然破裂和肺被压缩的程度无关,可能与胸膜腔内压力增高、壁层胸膜受牵张有关。疼痛部位不固定,可局限在胸部,亦可向肩、背、上腹部放射。明显纵隔气肿存在时,可出现持续的胸骨后疼痛。疼痛是气胸患者最常见的主诉,而且在轻度气胸时,可能是唯一症状。

（3）刺激性咳嗽:自发性气胸时偶有刺激性咳嗽。

（4）其他症状:气胸合并血气胸时,如出血量多,患者会心悸、血压低、四肢发凉等。

（5）体征:呼吸增快,发绀,气管向健侧移位,患者胸部膨隆,肋间隙增宽,叩诊呈过清音或鼓音。

2. 常见病因　　根据造成气体溢入胸膜腔的原因分为特发性气胸和继发性气胸。

（1）特发性气胸:多见于青少年,体形瘦高,在X线胸片上甚至在开胸手术直视下,在脏层胸膜表面往往见不到明确的病灶。

（2）继发性气胸:在中老年人多见,往往由肺内原有的病灶破裂所致,如肺大疱、肺结核、肺脓肿、肺癌等,气胸患者的临床症状和体征取决于基础病因、肺萎陷的程度,以及是否存在基础肺部疾病。

（三）现场急救

（1）患者应立即停止活动,平静休息,安慰患者,保持情绪稳定。

（2）有条件的情况下给予吸氧。

（3）对症处理:支气管痉挛者使用支气管舒张剂;剧烈刺激性干咳者可给予止咳剂。

（4）排气治疗:积气量少的患者,无须特殊处理,胸腔内积气一般在2周内可自行吸收。大量气胸须进行胸膜腔穿刺,紧急时,可迅速将无菌针头经患侧肋间插入胸膜腔,使胸腔内高压气体得以排出,缓解呼吸困难等症状。穿刺部位在患侧锁骨中线外侧第2肋间或腋前线4～5肋间。

（5）即刻拨打"120"医疗急救电话,急送就近医院救治行胸腔闭式引流术,以减轻积气对肺和纵隔的压迫,促进肺尽早复张,同时应用抗生素预防感染。

（四）健康教育

自发性气胸的复发率很高,如何自我护理以减少复发机会需做到以下几点。

（1）术后应在舒适安静的环境下卧床休息。

（2）避免用力和屏气动作,保持大便通畅,2d以上未解大便应采取有效措施。

（3）患者应戒烟,平时注意补充营养,摄入充足的蛋白质、维生素,不挑食,不偏食,适当进粗纤维素食物,以增强机体抵抗力。

笔记栏

（4）气胸患者出院后3～6个月不要做牵拉动作、扩胸运动，以防诱发气胸的发生。

（5）预防上呼吸道感染，避免剧烈咳嗽。

第五节　休克的现场急救

一、概述

"休克"（shock）一词是个外来语，用来表示受到突然的严重打击，是指由多种原因引起的全身细胞急性缺氧，危及生命的状态。其特征为血液对组织供血不足、组织缺氧、代谢紊乱、血压下降，导致循环衰竭。如未能获得及时有效的抢救，常可危及生命。

二、病情评估与判断

1. 主要表现　　面色苍白、四肢发凉、出汗、口渴、软弱无力、意识模糊、心跳加快、脉搏细弱、血压下降、呼吸急促，很快进入昏迷，危及生命。

（1）皮肤黏膜微循环血流不足的表现：伤员有皮肤湿冷、出汗、面色苍白或青紫表现。

（2）脑缺血的表现：伤员有烦躁不安、表情淡漠、反应迟钝，甚至昏迷等表现。

（3）心血管血流不足的表现：心率加快、脉搏细弱是休克的预兆；随之出现血压下降，收缩压降至80 mmHg以下，严重时血压测不到。正常人的前臂下垂时，手臂的静脉会出现怒张，休克时则无此现象；压迫正常人的指甲背部，放松后血色即恢复，3 s后不见血色恢复而呈紫色者是休克的表现。

（4）其他情况：伤员可出现口渴、尿少等表现。

2. 常见病因　　休克分类采用较多的是按原因分类，共分为6类。这种分类法有利于及时、准确地进行病情判断和现场急救。

（1）低血容量性休克：常因大量出血或丢失大量液体而发生，如外伤大出血、急剧呕吐和（或）腹泻、大面积烧伤渗出等。

（2）感染性休克：多由病毒、细菌感染引起，如肺炎、中毒性痢疾、败血症、暴发性流脑等。

（3）心源性休克：多因心脏排血量急剧减少所致，如急性心肌梗死、严重的心律失常、急性心力衰竭、急性心肌炎等。

（4）过敏性休克：多因人体对某种药物或物质过敏引起血管扩张所致，如青霉素、抗毒血清等均可引起过敏性休克。

（5）神经性休克：多由强烈精神刺激、剧烈疼痛、脊髓麻醉意外等引起。

（6）创伤性休克：常因骨折、严重的撕裂伤、挤压伤、烧伤等引起。

三、现场急救

（1）松解伤员的腰带、领带及衣扣，让患者平卧，将头偏向一侧，防止呕吐物吸入，保持呼吸道通畅。

（2）不要随意搬动患者。感染性休克患者应稍微抬高下肢以利血液回流心脏，心源性休克伴心力衰竭患者，则应取半卧位，头部受伤，呼吸困难或肺水肿者可稍微抬高床头。

（3）评估病因，对因处置，若为严重的创伤，应立即止血、止痛、包扎、固定。

（4）保暖御寒，现场如有条件可给予吸氧。

（5）不要经口进食进水，以防误入呼吸道引起窒息。

（6）拨打"120"医疗急救电话，急送邻近医院抢救治疗。

（7）抗休克裤可用于创伤出血性休克的急救、转运，但头、胸外伤引起的休克慎用，心脏压迫和

笔记栏

张力性气胸禁忌使用。

（8）有条件时还应进行以下急救：疼痛时，肌注哌替啶（杜冷丁）50 mg或布桂嗪（强痛定）50 mg，吸氧，补液；过敏所致者立即停用致敏药，平卧，取头低足高位，肌肉注射肾上腺素1 mg，就地抢救；对有心源性休克者，原则上不能搬动，应给予吸氧，有心跳骤停时进行胸外心脏按压；感染性休克者安静平卧，取头低足高位，尽快送医院治疗。

四、健康教育

（1）针对病因，采取相应的综合性预防措施，目的是保护和提高伤病者机体调节代偿能力。

（2）对外伤、骨折部位要稳妥固定，以防剧痛引发或加重休克。

（3）活动性大出血者要确切止血，并密切观察，以防出血性休克。

（4）积极控制和治疗原发疾病，防止休克发生。

第六节　哮喘的现场急救

一、概述

支气管哮喘（简称哮喘）是由多种细胞（如嗜酸性粒细胞、肥大细胞、T淋巴细胞、中性粒细胞、气道上皮细胞等）和细胞组分参与的气道慢性炎症为特征的异质性疾病，这种慢性炎症与气道高反应性相关，通常出现广泛而多变的可逆性呼气气流受限，导致反复发作的喘息、气促、胸闷和（或）咳嗽等症状，强度随时间变化。多在夜间和（或）清晨发作、加剧，多数患者可自行缓解或经治疗缓解。

二、病情评估与判断

1. 主要表现

（1）发作性喘息或伴有哮鸣音的呼气性呼吸困难。

（2）发作性咳嗽、胸闷，严重者被迫采取坐位或呈端坐呼吸。

（3）干咳或咳大量白色泡沫痰，甚至出现发绀等。

（4）如为咳嗽变异型哮喘，有时咳嗽是唯一的症状。

（5）运动性哮喘表现为在运动时出现胸闷、咳嗽及呼吸困难。

（6）夜间及凌晨发作和加重常是哮喘的特征之一。

2. 常见病因

（1）病因未完全清楚，一般认为哮喘是多基因遗传病，受遗传和环境因素的双重影响。哮喘患者亲属患病率高于群体患病率，并且亲缘关系越近，患病率越高；患者病情越严重，其亲属患病率也越高。

（2）环境因素中可能诱发哮喘的因素有：① 尘螨、花粉、真菌、动物毛屑、二氧化硫、氨气等各种特异和非特异性吸入物；② 细菌、病毒、原虫、寄生虫等感染，鱼、虾、蟹、蛋类、牛奶等食物；③ 普萘洛尔（心得安）、阿司匹林等药物；④ 气候变化、运动、妊娠等因素。

三、现场急救

（1）安慰患者，给予半坐位休息。

（2）协助取用气喘喷雾器，记录吸入的次数，并检查及记录患者的呼吸和脉搏。

（3）有条件的给予氧气吸入。

（4）患者呼吸通常在数分钟内改善。如患者的情况在10 min内仍无改善或病情加重，应立即拨打"120"医疗急救电话，送邻近医院抢救治疗。

笔记栏

（5）如患者呼吸停止或意识不清,应保持呼吸道通畅,并随时准备施行心肺复苏术。

四、健康教育

（1）提高患者对疾病的认识,增强战胜疾病的信心,了解哮喘相关知识。

（2）避免接触致敏原,针对个体情况,学会有效环境控制,如减少与空气中抗原接触、戒烟、预防呼吸道疾病、不要饲养动物宠物等。

（3）按照医嘱正确合理用药,积极配合治疗,了解自己用药的药名、用法及使用注意事项,不要擅自停药或增减剂量。

（4）学会自我检测病情,识别哮喘的早期情况,最好做好哮喘日记。

（5）随身携带止喘气雾剂,一旦出现哮喘先兆,立即吸入。

（6）保持有规律的生活和乐观情绪。家人和朋友关心、参与哮喘患者的管理,为其身心健康提供各方面的支持。

第七节　癫痫的现场急救

一、概述

癫痫是多种原因引起脑部神经元群阵发性异常放电所致的发作性运动,感觉、意识、精神、自主神经功能异常的一种疾病,俗称羊痫风。脑部兴奋性过高的神经元突然、过度地重复放电,导致脑功能突发性、暂时性紊乱,临床表现为反复发作的、短暂的感觉障碍,肢体抽搐,意识丧失,行为障碍或自主神经功能异常。

二、病情评估与判断

1. 主要表现　　根据发作情况不同,癫痫主要分为大发作、小发作、精神运动性发作和局限性发作。

（1）大发作：又称羊痫风,半数患者有先兆症状,如头昏、精神错乱、上腹部不适、视听和嗅觉障碍。发作时（痉挛发作期）,有些患者先发出尖锐叫声,后因意识丧失而跌倒,有全身肌肉强直、呼吸停顿、嘴巴紧闭、两眼上翻等表现。僵直期一般持续数秒钟,然后呼吸恢复,口吐白沫（如果舌被咬到,则会出现血沫）。部分患者有小便失禁,抽搐后全身松弛或进入昏睡（昏睡期）,此后意识慢慢恢复。一次发作持续 2～3 min,长者可达 7～8 min。

（2）小发作：表现为短暂数秒钟的意识丧失或障碍,而无全身痉挛现象。每日可有多次发作,有时可有节律性眨眼、低头、两眼直视、上肢抽动。

（3）精神运动性发作：表现为发作突然、意识模糊,有不规则及不协调动作（如吮吸、咀嚼、寻找、叫喊、奔跑、挣扎等）。患者的举动无动机,无目标,盲目而有冲动性,发作持续数小时,有时长达数天。患者对发作经过毫无记忆。

（4）局限性发作：一般见于大脑皮质有器质性损伤的患者,表现为一侧口角、手指或足趾的发作性抽动过感觉异常,可扩散至身体一侧。当发作累及身体两侧时,表现为大发作。

2. 常见病因

（1）发热、过量饮水、过度换气、饮酒、缺少睡眠、过度劳累和饥饿等均诱发癫痫发作。某些药物如贝美格（美解眠）、丙咪嗪、戊四氮等,或突然撤除抗癫痫药物,也可导致癫痫发作。

（2）某些患者对某些特定的感觉如视、听、嗅、味、前庭、躯体感觉等较为敏感,当受刺激时可引起不同类型的癫痫发作,称反射性癫痫。

笔记栏

（3）某些患者在情绪激动、受惊情况下,弈棋、玩牌、强烈情感活动过程中可出现癫痫发作,称精神反射性癫痫。

三、现场急救

（1）患者癫痫大发作前将要倒地时,救助者可立即上前扶住患者,尽量让其慢慢倒下,以免跌倒。

（2）对于已经跌倒并且面部着地的,应使之翻过身,以免呼吸道阻塞。解开患者的衣领和裤带,使其呼吸通畅。

（3）患者癫痫大发作,趁患者嘴巴紧闭之前,迅速将手绢,纱布等卷成卷,垫在患者的上下齿之间,这样做有助于预防牙关紧闭时咬伤舌部。此时若患者已牙关紧闭,不要强行撬开,否则会造成患者牙齿松动脱落。

（4）患者抽搐时,不可强行按压其肢体,以免造成韧带撕裂、关节脱臼甚至骨折等损伤。

（5）癫痫发作过程中,为避免患者再受刺激,不要采取针刺或指掐人中穴的抢救方法。

（6）当患者全身肌肉抽搐痉挛停止,进入昏睡期后,应迅速将患者的头转向一侧,同时抽去其上下牙之间的垫塞物,让患者口中的唾液和呕吐物流出,以免窒息。

（7）注意给患者保暖及保持周围环境的安静。

（8）少数患者的大发作可接连发生,在间歇期间仍神志昏迷,这为癫痫的持续状态,是该病的一种危重情况。应立即拨打"120"医疗急救电话,送邻近医院抢救治疗。如不及时抢救,可出现脑水肿、脑疝、呼吸循环衰竭,甚至死亡。

四、健康教育

（1）如果发生神志情感方面的问题,请专科医生诊断。伤病者应遵医嘱,坚持正规抗癫痫治疗。

（2）伤病者和家属都要正确对待疾病,树立战胜疾病的信心,保持乐观情绪,避免恼怒,消除恐惧和自卑心理。

（3）对癫痫自动症或者精神异常症状者,在发作时应防范其自伤、伤人或毁物。

（4）进行定期产前检查,预防胎儿头部产伤,预计生产过程不顺利,应及早剖宫取胎,这样可以避免因缺氧、窒息、产伤引起婴儿日后患癫痫病的可能。

（5）高热惊厥、中枢神经系统感染、脑外伤、脑卒中均可引发癫痫样发作,应积极防治。

（6）伤病者生活要有规律,按时作息,避免过劳。

（7）因癫痫发作时,意识突然丧失,可造成意外伤害。故癫痫患者应选择适当职业,不宜操作机器、开车、涉水、登高,不宜接触电器、毒物及易燃易爆物品等。

第八节　　中暑的现场急救

一、概述

中暑是在指人体在高温环境下,由于水和电解质丢失过多、散热功能障碍,所引起的以中枢神经系统和心血管功能障碍为主要表现的热损伤疾病。它是一种威胁生命的急症,可因中枢神经系统和循环功能障碍导致死亡、永久性脑损害或肾衰竭。

二、病情评估与判断

1. 主要表现

（1）先兆中暑:在高温环境下工作一段时间后,出现大汗、口渴、头晕、耳鸣、恶心、心慌、四肢无力、疲惫、精力不集中、动作不协调等表现，体温正常或略升高，不超过38℃。如及时将患者转移到阴凉通风处安静休息，补充水、盐，短时间即可恢复。

（2）轻症中暑：除上述先兆中暑症状加重外，体温升至38℃以上，出现面色潮红、大量出汗、皮肤灼热等表现；或出现面色苍白、皮肤四肢湿冷、血压下降、脉搏增快等虚脱表现，如进行及时有效处理，可于数小时内恢复。

（3）重症中暑：包括热痉挛、热衰竭和热射病三型。

1）热痉挛：是一种短暂、间歇发作的肌肉痉挛，可能与钠盐丢失相关。热痉挛常发生于初次进入高温环境工作，或运动量过大时，大量出汗且仅补水者。多发生在四肢肌肉、咀嚼肌、腹直肌，最常见于腓肠肌，也可发生于肠道平滑肌，无明显体温升高。

2）热衰竭：指热应激后以血容量不足为特征的一组临床综合征。在严重热应激时，由体液和体钠丢失过多，补充不足所致。表现为多汗、疲乏、无力、眩晕、恶心、呕吐、头痛等。可有明显脱水征，如心动过速、直立性低血压或晕厥。可出现呼吸增快、肌痉挛。体温可轻度升高，无明显中枢神经系统损害表现，热衰竭如得不到及时治疗，可发展为热射病。

3）热射病：又称中暑高热，属于高温综合征，是一种致命性急症。典型的临床表现为高热（直肠温度≥41℃）、无汗和神志障碍。临床上根据发病时患者所处的状态和发病机制分为劳力型热射病和经典型热射病。经典型热射病常发生于老年人和小孩和有基础疾病的人群，一般为逐渐起病，前驱症状不易发现，1～2 d后症状加重，出现神志模糊、谵妄、昏迷等，体温可达40～42℃，可有心力衰竭、肾衰竭等表现。劳力型热射病多发生于平素健康的年轻人，在高温、高湿环境下进行剧烈体育活动或重体力劳动一段时间后忽感全身不适，发热、头痛、头晕，或忽然晕倒、神志不清，伴恶心、呕吐、呼吸急促等，继而体温迅速升至40℃以上，出现谵妄、嗜睡和昏迷。皮肤干热、面色潮红或苍白，开始大汗、冷汗，继而无汗、心动过速、休克等，并可伴有严重的横纹肌溶解，故急性肾衰竭、急性肝损害、弥散性血管内凝血出现早，在发病后十几小时甚至几小时即可出现，病情恶化快，病死率极高。热射病是中暑最严重的类型，其病死率与温度的上升相关。

2. 常见病因　中暑的因素除气温外，还与湿度、日照、劳动强度、高温环境暴露时间、体质强弱、营养状况、水盐供给及个体健康状况有关。年老、体弱多病、怀孕、肥胖、饥饿等也均可能是中暑的原因。

三、现场急救

（1）降温：首先应使患者迅速脱离其高热环境，移至通风良好的阴凉地方或20～25℃房间，解开衣扣，让患者平卧。然后用冷毛巾敷其头部，给他扇风，并用纱布裹住冰块或冰棒放在体表大动脉处，直至体温低于38℃。冷敷加电风扇吹，冷水浴，乙醇浴均可选择。

（2）补充水分和无机盐类。对能饮水的患者，给其喝凉盐水。轻度中暑患者可口服人丹、十滴水等防暑药品。

（3）一般先兆中暑和轻症中暑的患者经现场救护后均可恢复正常，但对疑为重症中暑者，应在继续抢救的同时立即送医院，转送指征：① 体温＞40℃；② 行降温措施（抬到阴凉地方、洒水、扇风等持续15 min）后体温仍大于40℃；③ 意识障碍无改善；④ 缺乏必要的救治条件。

四、健康教育

（1）盛夏期间做好防暑降温预案，普及防暑降温卫生知识。

（2）注意收听高温预报，合理安排作息时间。不宜在热的中午、强烈日光下过多活动或暴晒，尤其是每天11∶00～14∶00，尽量减少外出，适当午休，加强个人防护，戴遮阳帽，工作服宜宽松。

（3）在高温天气，饮食宜清淡，多喝些淡盐开水、绿豆汤，每天勤洗澡、擦身。

（4）注意室内通风。如教室应开窗使空气流通，地面经常洒水，设遮阳窗布等。

（5）高温环境下，大量出汗，发生有头痛、眼花、恶心、全身软弱，无力、心慌等先兆中暑症状时，

笔记栏

应引起警惕,立即到阴凉通风处降温、休息和饮水。

（6）野外工作、外出旅游、观看露天体育比赛者,一定要带上防暑物品。

小　结

```
                   ┌ 概述
                   │ 病情评估与判断
                   │              ┌ 让患者安静平卧、保持呼吸道通畅
                   │              │ 将伤病者头部偏向一侧,以防呕吐物误吸
常见急症的现场急救 ┤ 现场急救要点┤ 正确判断病情,对症处理
                   │              │ 密切观察患者生命体征变化
                   │              │ 如心跳呼吸停止,立即行心肺复苏术
                   │              └ 拨打"120"医疗急救电话,启动救援医疗服务系统
                   └ 健康教育
```

【思考题】

试述下列急症该如何处理。

（1）公园里有人突然晕倒后意识不清,呕吐大量胃内容物,过去有高血压病史。

（2）一名中年男士在行走中突然捂住胸口,蹲下,表情痛苦,诉说胸痛并牵涉到左肩。

（3）一名年轻的女士在拥挤的地铁车厢内晕倒,当时面色苍白,但呼吸通畅。

（郭凌翔）

第六章

急性中毒的现场救护

学习目标

- **掌握：**各类急性中毒的现场救护。
- **熟悉：**中毒的常见原因。
- **了解：**日常生活中如何避免各类中毒。

急性中毒是日常生产、生活中常发生的意外事件。某些化学物质进入人体后，与机体相互作用，扰乱或破坏正常生理功能，使机体发生短暂性或永久性损害的全身性疾病被称为中毒。引起中毒的外来化学物质被称为毒物。毒物在短时间内大量进入人体而引起的疾病被称为急性中毒。急性中毒起病急骤，症状严重，变化迅速，如不及时抢救，可危及生命。因此，对于急性中毒的患者，一定要尽快明确诊断并进行急救，以挽救生命，减少后遗症。

第一节 概 述

一、急性中毒原因

1. **化学物品引起的中毒** 较为常见的如磷、苯、沥青、酒精、汽油、砷化氢、安眠药、镇静药物中毒等。

2. **农药引起的中毒** 如有机磷、有机氯、杀虫（鼠）药物中毒等。

3. **有害气体引起的中毒** 如一氧化碳（煤气）、二氧化碳（地窖内）、化学制剂中毒等。

4. **食物引起的中毒** 如细菌性食物中毒、植物性中毒、动物性中毒等。

二、急性中毒途径

在日常生活中最常见的中毒途径有以下几种。

1. **口服中毒** 这种途径较为普遍，包括固态的药片、药丸、药粉，以及液态的水剂、油剂、乳胶等，通过直接口服，沾染在食物、手指等进入消化道，均属于口服中毒，毒物进入消化道后，主要由胃肠道吸收。

2. **吸入中毒** 吸入中毒主要是指有害气体通过呼吸道进入人体引起的中毒。气体由口鼻吸入，经气管到达肺部。除局部呼吸道黏膜的刺激症状外，毒物可通过肺部毛细血管被肺泡吸收进入人体血液循环。

笔记栏

3. 接触中毒　　这种途径主要是经皮肤、黏膜处吸收毒物。毒物可直接经皮肤吸收或通过污染的衣服接触皮肤而被吸收。正常的皮肤有一层类脂质层，对水溶性毒物有一定的防御作用，但脂溶性毒物容易透过该层而到达真皮层，经血管和淋巴管网吸收。皮肤充血、损伤，或在高温、高湿的环境中，会加快毒物的吸收。

4. 肌肉和静脉吸收　　注射某些药物过量时发生的中毒。该途径引发的中毒发病迅速。

三、毒物在体内的分布

毒物被吸收进入体内后，迅速分布于全身的体液及组织中，并到达效应部位。毒物蓄积的组织器官是其主要的致病部位，毒物从蓄积部位不断释放出来并作用于细胞，引起毒性损害，表现出各种中毒症状。

四、毒物的代谢与排出

1. 毒物的代谢　　毒物主要在肝脏通过氧化、还原、水解、结合等途径进行代谢，大多数毒物经代谢后毒性降低。影响代谢的因素很多，如年龄、性别、毒物进入的途径、剂量和肝功能等。

2. 毒物的排出　　毒物主要经肾脏从尿中排出，其次是经肝胆途径由消化道排出，挥发性毒物可经呼吸道排出。此外，少数毒物可随汗液、唾液、乳汁等排出。

五、急性中毒对机体的影响

1. 神经系统症状　　毒物直接作用于中枢神经系统可引起中毒性脑病，患者表现为不同程度的意识障碍，如昏迷、谵妄、惊厥等。亦可出现颅内压增高症状，如血压升高、脉搏变慢、喷射状呕吐等。当有脑疝形成时，可表现为双侧瞳孔不等大。毒物作用于周围神经系统可引起周围神经病变，表现为肢体偏瘫、肌纤维颤动等。

2. 呼吸系统症状　　当有毒气体由呼吸道进入人体时，可出现严重的呼吸道刺激症状，如咳嗽、声嘶、咽痛、气道分泌物增多等，严重者可引起喉头水肿、中毒性肺水肿等。毒物作用于呼吸中枢可引起呼吸加快或减慢。有些毒物可抑制呼吸中枢，导致呼吸停止。

3. 循环系统症状　　毒物作用于心脏可引起心律失常、心搏骤停等情况。强酸、强碱引起严重化学灼伤后可致血浆渗出，发生低血容量性休克。

4. 消化系统症状　　消化道是毒物入侵人体的主要途径。毒物损伤口腔可引起口腔黏膜糜烂、牙龈肿胀和出血等。损伤胃肠道黏膜可引起呕吐、腹泻等症状，重者可致胃肠穿孔。当毒物损伤肝脏时可引起黄疸、转氨酶升高、腹水等。

5. 血液系统症状　　有些毒物可加速红细胞的破坏，引起溶血性贫血；有些则可导致血小板质或量的异常或因血液凝固障碍而引起出血；有些可使白细胞计数减少。

6. 泌尿系统症状　　急性中毒可引起急性肾衰竭。常见的有肾中毒伴肾小管坏死、休克引起的肾缺血及肾小管阻塞。

7. 皮肤、黏膜症状　　强酸、强碱、甲醛等可引起皮肤、黏膜灼伤。亚硝酸盐、苯胺等引起氧合血红蛋白不足的毒物可引起皮肤、黏膜发绀。一氧化碳、氰化物等可引起皮肤黏膜出现樱桃红色。

8. 眼部症状　　阿托品、莨菪碱类中毒可引起瞳孔散大，有机磷、吗啡中毒可引起瞳孔缩小，甲醇中毒可引起视力障碍。

六、急性中毒的现场救护原则

1. 及时判断、注意防护　　救护员到达事发现场，首先要了解现场情况，初步判断可能是何种毒物引起的中毒，中毒者的数量、中毒程度及环境安全程度等，然后采取相应的救护措施。如果中毒现场危及救护员的安全，则要求做好个人防护措施。对于存在窒息性、刺激性气体的现场应先通风，救护员应带好防护器材，保护好口、鼻、眼的安全。如果现场有腐蚀性的毒物，救护员应穿戴好防腐蚀的保护性用具。

2. 切断毒源，脱离中毒现场　　如果中毒现场有毒物持续危害，特别是气态或液态毒物持续溢漏时，应采取措施及时切断毒源，并迅速将中毒者脱离中毒现场，转至通风好、空气新鲜处。

3. 保持呼吸道通畅，维持循环功能　　中毒者脱离中毒现场后再进行救护。中毒者有心跳呼吸时首先应使中毒者保持呼吸道通畅，如松解衣领，去除口鼻腔内异物，使之安静休息，并密切观察中毒者的病情变化。如果中毒者心跳、呼吸已停止，应进行迅速、有效的心肺复苏，即使救护员赶到现场时中毒者心跳停止已超过 5 min，也应做心肺复苏，切不可轻易放弃。

4. 清洗体表毒物　　中毒者体表（包括眼部）遭刺激性、腐蚀性化学物污染时，应立即脱去衣服，用微温清水进行反复冲洗。有条件时，可选用有解毒作用的液体清洗，防止毒物继续侵害。

5. 对食物和吸入毒物进行催吐　　中毒者口服毒物时，神志清醒者现场可用手指、压舌板、羽毛、棉签、纸卷或其他钝器刺激中毒者软腭、咽后壁及舌根部催吐。也可先服牛奶或蛋清与水的混合液 200 mL，然后进行催吐。这种方法简单易行，呕吐快，食物和大颗粒毒物可随之排出，减弱毒物的作用效果。但应注意，如果是口服腐蚀性毒物或中毒者发生惊厥、昏迷、休克时则禁止使用催吐的方法。

6. 对伤口进行毒物的处理　　为防止毒物由伤口或因误注射随静脉进入全身，应迅速在伤口近心端用软布条、橡胶止血带等绑扎，以阻止静脉回流。局部可清洗或冷敷，限制活动。迅速将中毒者送至医院处理。

7. 及早送至医院诊疗　　中毒者如果神志清醒，症状许可，在现场一般救护后，应尽快送往医院，以便及时得到治疗。

第二节　有机磷农药中毒的现场急救

一、概述

有机磷农药是一类广谱杀虫药，具有杀虫效率高，对农作物、果树药害小等优点，是目前我国应用最广泛的农药。但本类药对人、畜具有毒性。有机磷农药的种类较多，大都呈油状或结晶状，有蒜味。一般难溶于水，不易溶于多种有机溶剂。在酸性环境中稳定，在碱性条件下易分解失效，但敌百虫遇碱变为毒性更大的敌敌畏。有机磷农药经呼吸道、胃肠道及完整皮肤黏膜吸收后，很快分布于全身各脏器，以肝脏中浓度最高，其次为肾、肺、脾等，肌肉和脑内最少。主要在肝脏代谢，进行多种形式的生物转化。有机磷杀虫药代谢产物主要通过肾脏排泄，少量经肺排出。

二、病情评估与判断

口服后很快出现中毒症状，经皮肤吸收者 2～6 h 发病。主要症状有恶心、呕吐、腹胀、腹痛、流涎、流涕、瞳孔缩小、呼气有蒜味、肌肉痉挛、抽搐、牙关紧闭、语言障碍、大汗、心动过缓、头痛、头晕、疲乏、共济失调、烦躁不安、抽搐和昏迷等表现，部分发生呼吸、循环衰竭而死亡。

根据有机磷接触史，结合临床症状，如呼气有蒜味、瞳孔似针尖样缩小、腺体分泌增多、大汗淋漓等，一般很好判断。

笔记栏

三、现场急救

1. 脱离现场　　迅速将患者抬移出现场,并脱去被污染的衣帽、鞋袜等。
2. 冲洗　　用微温水充分冲洗被污染的皮肤、头面部等,并保暖。眼睛用生理盐水冲洗,禁用热水或乙醇冲洗,以免使血管扩张而增加毒物的吸收。
3. 催吐　　口服后神志清醒的中毒者可采用此法。如果患者不配合,则不用此法。
4. 求救　　立即拨打"120"向急救中心求救。
5. 加强心理护理　　有机磷中毒的一个重要原因是患者服毒自杀。所以待患者苏醒后,应针对服毒原因给予安慰、关心、体贴患者,不歧视患者,为患者保密,让家属多陪伴患者,使患者得到多方面的心理护理。

四、健康教育

1. 普及预防知识　　普及预防有机磷农药中毒的有关知识,向生产者、使用者特别是农民广泛宣传使用时的注意事项,以及喷洒时应遵循的操作规程。
2. 预防迟发型反应　　患者出院后,仍需在家休息2～3周,按时服药,不可单独外出,以防发生迟发性神经症。急性中毒后除个别人会出现迟发型神经症外,一般无后遗症。
3. 加强个人预防　　因自杀而中毒者出院后应学会如何应对刺激,树立生活的信心,并争取获得社会多方面的情感支持。

第三节　　一氧化碳中毒的现场急救

一、概述

一氧化碳俗称煤气,为无色、无臭、无味、无刺激性的气体,是含碳物质不完全燃烧的产物。一氧化碳中毒最常见的原因是生活用煤气外漏,或用煤炉取暖时空气不流通,其他如炼钢、化学工业及采矿等生产过程中应操作不慎或发生意外事故等均可引起一氧化碳中毒。一氧化碳经呼吸道进入血液与血红蛋白结合,形成稳定的碳氧血红蛋白,一氧化碳与血红蛋白的亲和力比氧气与血红蛋白的亲和力大240倍,使红细胞失去携氧功能。同时,碳氧血红蛋白的解离速度是氧合血红蛋白解离速度的1/3 600,易造成碳氧血红蛋白在体内的蓄积。因此,吸入较低浓度的一氧化碳即可导致组织细胞的缺氧。当意识到已发生一氧化碳中毒时,往往为时已晚,因为支配人体运动的大脑皮质最先受到麻痹损害,使人无法实现自主活动,此时中毒者头脑仍有清醒的意识,也想打开门窗通风,可手脚已不听使唤,所以一氧化碳中毒时往往无法进行有效的自救。

二、病情评估与判断

（一）病史

一般均有一氧化碳接触史。注意了解中毒时所处的环境、停留时间及突发昏迷情况。

（二）临床表现

根据临床症状的严重程度,将急性一氧化碳中毒分为轻、中、重3度。

1. 轻度中毒　　患者可感头痛、头晕、四肢无力、恶心、呕吐、心悸,甚至晕厥等,此时如能及时脱离中毒环境,吸入新鲜空气,症状可很快消失。
2. 中度中毒　　除上述症状加重外,可出现胸闷、呼吸困难、烦躁、幻觉、视物模糊、运动失调、昏迷等,口唇黏膜呈樱桃红色、瞳孔对光反射、角膜反射可迟钝。如及时脱离中毒环境,经积极抢

笔记栏

救,数小时后即可清醒,一般无明显并发症及严重的后遗症。

3. 重度中毒　　患者迅速出现深昏迷、抽搐、呼吸困难、心律失常,最后可因脑水肿、呼吸衰竭而危及生命。严重患者清醒后可有后遗症。

一氧化碳中毒患者若出现以下情况提示病情危重:① 持续抽搐、昏迷达 8 h 以上;② $PaO_2 < 36$ mmHg, $PaCO_2 > 50$ mmHg;③ 昏迷,伴严重的心律失常或心力衰竭;④ 并发肺水肿。

三、现场急救

(一)迅速脱离中毒环境

立即打开门窗通风,迅速将患者转移至空气新鲜、流通处,保持安静并注意保暖。因一氧化碳的密度比空气的略小,故浮于上层,救助者进入和撤离现场时,如能匍匐行动会更安全。进入室内时严禁携带明火,尤其是开煤气自杀的情况下,室内煤气浓度过高,按响门铃、打开室内电灯所产生的电火花均可引起爆炸。

(二)确保呼吸道通畅

对神志不清者应将头部偏向一侧,以防呕吐物吸入呼吸道引起窒息。

(三)及时进行心肺复苏

呼吸、心跳停止的应立即进行心肺复苏,在送往医院的途中绝不可停止实施心肺复苏。

(四)头部置冰袋,以减轻脑水肿

对有昏迷或抽搐者,可在头部置冰袋,以减轻脑水肿。

(五)求救

立即拨打"120"向急救中心求救,急送具备高压氧治疗条件的医院。

四、健康教育

(1)加强预防一氧化碳中毒的宣传。

(2)注重家庭防范。燃气热水器切勿安装于密闭浴室或通风不良处;家庭用火炉要安装烟囱,且烟囱要严密,不可漏气;保持室内通风。

(3)厂矿要认真执行安全操作规程。煤气发生炉和管道要经常维修,以防漏气;进入高浓度一氧化碳的环境执行紧急任务时,要戴好特制的一氧化碳防毒面具,系好安全带,两人同时工作,以便于彼此监护和互救。

第四节　酒精中毒的现场救护

一、概述

乙醇(酒精)中毒俗称醉酒,是由于一次性饮用大量的酒类饮料后引起中枢神经系统的兴奋继而抑制的状态。日常饮用的酒,都含有不同浓度的酒精,超过机体的极限就会引起中毒。饮用白酒引起的酒精中毒居多(空腹饮酒时酒精吸收更快)。

二、病情评估与判断

急性酒精中毒临床表现与饮酒量及个人耐受性有关,分为3期。

1. 兴奋期　　有欣快感、多语、情绪不稳、喜怒无常,可有粗鲁行为或攻击行为,也可以沉默、孤僻,颜面潮红或苍白,呼出气带酒味。

2. 共济失调期　　肌肉运动不协调,行动笨拙、步态不稳、言语含糊不清、眼球震颤、视物模糊、复视、恶心、呕吐、嗜睡等。

3. 昏迷期　　昏睡、皮肤湿冷、体温降低、心率快、血压下降、瞳孔散大、口唇微绀,呼吸慢而有鼾声,严重可发生呼吸、循环衰竭而危及生命。

三、现场急救

（1）切勿接近有暴力倾向的患者,应报警获得帮助。

（2）将昏迷和嗜睡患者放置于复原卧式（图6-1）,注意清除口腔内呕吐物,保持气道通畅。

（3）检查患者意识反应及其余外伤。守在伤病者身边,不要离开。注意每隔几分钟,检查一次意识反应、呼吸、脉搏的情况。在生命体征稳定的情况下处理外伤。

（4）寻找医疗援助。

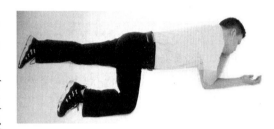

图6-1　复原卧位

四、健康教育

（1）开展反对酗酒的宣传教育。

（2）早期发现嗜酒者,早期劝其戒酒,进行相关并发症的治疗和康复治疗。

第五节　药物中毒的现场救护

一、概述

药物中毒是由意外、过量服用药物所致。常见引起中毒的药物包括镇静剂、安眠药、吗啡、海洛因、安非他明等。

二、病情评估与判断

（1）服药后出现头晕、恶心、呕吐、心慌等表现。

（2）严重者嗜睡、昏迷、呼吸抑制,呼吸停止。

三、现场急救

（1）及时发现中毒患者,可视情况采取"诱导呕吐"等方法。

（2）患者已意识不清,检查气道,必要时清理呼吸道异物。检查呼吸、脉搏,如心跳、呼吸停止,立即施行心肺复苏。如有呼吸脉搏,将他放置于复原卧位（图6-1）。

（3）拨打"120"报警,尽快送医院救治。保留呕吐物标本、药瓶、剩余药物等,以便查明中毒原因。

四、健康教育

（1）向失眠者宣教导致睡眠紊乱的原因及避免失眠的常识。

（2）镇静催眠药处方的使用、保管应严加控制,特别是对情绪不稳定或精神不正常者,应慎重用药。

（3）要防止药物的依赖性。

（4）对服药自杀患者,不宜让其单独留在病房内,以防止其再度自杀。

笔记栏

第六节 食物中毒的现场急救

一、概述

食物中毒是由于人进食有毒、有害食物所引起的一类急性食源性疾病,包括食入被污染的食物或腐败变质的食物、饮用含有大量化学毒物或病原微生物的液体,或食入用这种液体烹调加工的食物等。食物中毒的特点是潜伏期短、突然集体暴发,多数表现为肠胃炎的症状,并与食用某种食物有明显关系。

由细菌所引起的食物中毒占绝大多数。引起细菌性食物中毒的食品主要是被细菌污染的动物性食物(如肉类、鱼类、奶类和蛋类等)和植物性食品(如剩饭、豆制品等)。食用有毒动、植物也可引起中毒。例如,食入未经妥善加工的河豚可使末梢神经和中枢神经发生麻痹,吃河豚后 2 ~ 3 h 便会引起舌头或手足麻木,4 h 以上可出现呼吸麻痹而死亡,食用毒蘑菇后除了胃肠道症状外,还可出现痉挛、流口水、幻觉、手发抖等症状。含一定量的硝酸盐的蔬菜如果储存过久或煮熟后放置时间太长,细菌会大量繁殖,使硝酸盐变成亚硝酸盐,而亚硝酸盐进入人体使组织缺氧,严重时可因呼吸衰竭而死亡。食入一些化学物质,如铅、汞、镉、氰化物及农药等化学毒品污染的食物可引起中毒。

二、病情评估与判断

食物中毒者最常见的症状是剧烈的恶心、呕吐、腹泻、腹痛,还可因上吐下泻而出现脱水症状,如口干、眼窝下陷、皮肤弹性消失、肢体冰凉、脉搏细弱、血压降低等,最后导致休克。

三、现场急救

1. 催吐　　可以用筷子或手指轻碰患者咽壁进行催吐,也可取食盐 20 g,加冷开水 200 mL,让患者喝下催吐。可多次催吐。如果中毒者已发生昏迷,则禁止对其进行催吐。

2. 解毒护胃　　可以通过口服牛奶或生鸡蛋清来保护胃黏膜,减少毒物刺激,阻止毒物吸收。牛奶和蛋清还有中和、解毒作用。

3. 求救　　立即拨打"120"向急救中心求救。

4. 确诊　　收集食物中毒人员的呕吐物或食用的食物,用于卫生防疫化验,以明确中毒物质。

5. 上报　　如有大批患者,应立即上报卫生防疫部门。

四、健康教育

1. 认真贯彻执行《食品卫生法》　　搞好餐饮卫生。有传染病及化脓感染者,不得从事接触直接入口食品的工作。

2. 养成良好的卫生习惯　　养成饭前、便后洗手的卫生习惯;集体餐具要消毒,个人要有自己的专用餐具。

3. 注重食品加工过程　　厨房里应做到生、熟分开,生吃的蔬菜、凉拌菜要注意洗净并消毒,瓜果一定要洗净、去皮,剩饭菜食用前一定要热透。

4. 注重食品质量　　不吃隔夜变味的饭菜,不食用腐烂变质的食物和病死的禽、畜肉,不吃毒蘑菇、河豚、生四季豆、发芽土豆、霉变甘蔗等。

5. 其他　　服用药品时一定要遵照医嘱,千万注意不要超剂量服用,以免造成药物中毒。敌敌畏杀虫剂和灭鼠药等不能与食物放在一起。消灭苍蝇、老鼠、蟑螂等虫媒生物。

笔记栏

小　结

急性中毒的现场急救 {

概述

病情评估与判断

现场急救要点 {
判断中毒的种类、中毒者的数量等,注意防护
切断毒源,脱离中毒现场
让患者安静平卧、保持呼吸道通畅
如心跳呼吸停止,立即行心肺复苏术
清洗体表毒物
用手指等钝器刺激中毒者软腭、咽后壁及舌根部催吐
将伤病者头部偏向一侧,以防呕吐物误吸
密切观察患者生命体征变化
拨打"120"医疗急救电话,及早送至医院诊疗
}

健康教育

【思考题】

现场发现一患者,女性,42岁,意识模糊,呕吐物有大蒜味,出汗多。查体:T 36.7℃,P 60次/分,R 30次/分,BP 95/55 mmHg,神志不清,皮肤湿冷,肌肉颤动,瞳孔针尖样,对光反射弱,口腔流涎,双肺散在湿啰音。

(1)请判断患者发生了什么。

(2)如何对患者进行现场急救?

(郭晓娟)

笔记栏

第七章

灾害事件的现场逃生与救护

━━━━━━━━━━━━ **学习目标** ━━━━━━━━━━━━

- **掌握**：水灾、地震、火灾、龙卷风、交通事故的应急救护原则。
- **熟悉**：灾害事件的避险逃生原则。
- **了解**：① 灾害现场的分诊和救护程序；② 灾害事件的现场特点。

　　灾害事件是在人们生产、生活活动过程中突然发生的、违反人们意志的、迫使活动暂时或永久停止，并且造成大量的人员伤亡、经济损失或环境污染的意外事件。也就是人们通常说的天灾人祸，包括地震、火灾、水灾、台风、爆炸事故、社会安全事件等。灾难性事件会导致大量的人员伤亡或重大经济损失。了解灾害事件的避险逃生原则，以及及时、科学、有效地处置灾害事件，能大幅度减轻其造成的严重后果，从而保护公众的生命安全，减少伤者的后遗症和财产损失。我国的《国家突发公共事件总体应急预案》在2006年1月8日发布并实施。

第一节　灾害事件的处理原则

一、灾害事件的应急原则

　　（1）针对重大危险源，制定切实可行的应急救援预案。
　　（2）了解灾害事件的逃生避险原则，紧急逃灾避险。
　　（3）现场设立临时指挥中心，负责指挥协调。
　　（4）现场救护员充分利用资源，协调合作，保持救援秩序。
　　（5）合理利用急诊医疗服务体系，有效救治运送伤员。

二、灾害事件的现场救护

（一）现场救护原则

　　灾害事件一般发生在公共场所，无论是室内还是室外，灾害现场情况复杂，在灾害现场首先应积极自救和呼救。救护员在进行现场救护时，首先要评估自身救助能力，排除危险因素，确保自身安全，防止伤害和感染。现场救护还应做到区分轻重缓急，合理救护。

　　1. 自救与互救　　紧急呼救是发生突发灾害事件时，根据时间性质尽快拨打相关的紧急电话，如匪警110，火警119，急救中心120，道路交通事故报警122，森林火警95119，红十字会急救台999，启动急诊医疗勤务服务体系。

　　2. 保证安全　　灾害事件现场一般都存在着危险因素，救护人员进入现场，首先要综合考虑现场及周围环境是否安全,充分评估现场可能存在的危险因素,进而采取相应的安全防护措施。

（1）地震后的建筑物倒塌,路面塌陷,余震的发生,如必须进入类似现场时,应有专人观察房屋情况,以便在发现房屋倒塌迹象后及时发出警告,以便能使救护人员在房屋倒塌前及时撤离。

（2）交通事故可能发生二次事故,如交通事故中受损的汽车发生起火、爆炸或侧翻,其他车辆经过造成的撞伤和碾压。针对措施:关闭受损汽车发动机、防止起火爆炸,拉起汽车手刹,事故车辆后放置明显路障和标志,最好有专人在路上值守。

（3）有毒气体,如一氧化碳、高浓度二氧化碳、橡胶、尼龙等燃烧产生的剧毒气体,毒气、化学物质、腐蚀性物质、放射性物质等泄露。故进入现场前要了解相关物质性质,穿戴相应的防护设备。

（4）脱落的高压电线或其他带电物体,在进行救援之前,最重要的保护措施就是要切断电源,甚至拉下电闸,同时救护人员穿戴好相应的绝缘设备。

（5）自然危害因素,如大雨过后的泥石流、雷电、高温、海啸、洪水等。对于救护人员来说,应评估有无相应的自燃险情及其出现的可能,同时加强观察,做好相应的准备。

（6）传染病传染因素,艾滋病、乙型肝炎、禽流感等。对疑似或者患有呼吸道传染及接触传染病者进行救助时,做好防护,如戴口罩、眼镜、防护面具、手套等,在给患者做心肺复苏吹气时,使用呼吸膜或呼吸面罩;有条件时应戴手套,不直接接触患者血液、污染物和废弃物;处理伤者前后应洗手。

3. 及时、合理救护　　灾害事件现场环境复杂,受伤人员往往较多,救护员应根据病情合理救护,总原则为先救命后治病,先重伤后轻伤,先分类而后送,先抢后救、抢中有救（具体救援顺序见下文"现场救护顺序"）。

如果现场环境安全,在救护车到来之前不宜移动较重的伤员。如果现场存在危险因素,应先将伤员转移到安全地带再救治,切不可盲目在原地坚持。对于伤势较重的伤者不宜进食、进水,以免给后续的医疗救援带来困难。

4. 提供心理支持　　在灾害事件中,人往往面临很大的压力,会引发强烈的情绪反应甚至带来心理创伤,如激动、惊慌、抑郁、焦虑和麻木。这些心理创伤如得不到及时的心理救援,可能会影响到伤员的心理健康,转化为心理疾病（如创伤后应激综合征）,进而影响生存质量,甚至造成广泛或严重的社会事件。

救护人员在提供急救护理的同时,也要关注伤员的心理,提供合理恰当的心理支持。

（二）现场救护程序

1. 现场抢救　　灾害事件发生后,需快速组成应急救援小组,统一指挥,对伤员进行检伤分类。

（1）评估环境:在任何事故现场,救护人员首先要冷静地观察周围,只有在确保环境安全的情况下才能施救,如果存在危险,要采取安全保护措施或呼叫救援。

（2）初步检查和评估病情:这里主要介绍简明检伤分类法,此法已经被许多国家和地区采用,适用于初步检伤,可将伤员快速分类,从而更好地合理、及时提供救助。检伤分类工作应由医务人员或受过有关培训的救护人员进行。

1）国际救援优先顺序（表7-1）

表7-1　国际救援优先顺序

红色	第一优先	严重创伤,但如果及时救治有生存希望
黄色	第二优先	重大创伤,短暂等候不危及生命或导致机体残疾
绿色	第三优先	可以自动行走,在现场可以完成治疗或延迟送往医院
黑色	死亡	心跳呼吸停止,生存率低,不应浪费救护资源

2）简明检伤步骤,一共分为A、B、C、D四步。A（ambulation）:行动能力检查（图7-1）。B（breathing）:呼吸检查（图7-2）。检查呼吸方法为:保持伤员呼吸道通畅,用扫视或"一听、二看、三感觉"的方法,判断伤员有无呼吸。扫视法为直接观察伤员的胸、腹部有无呼吸。"一听、二看、三

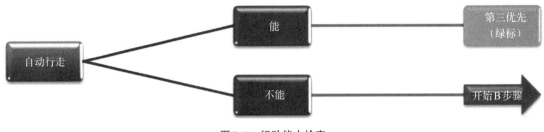

图 7-1 行动能力检查

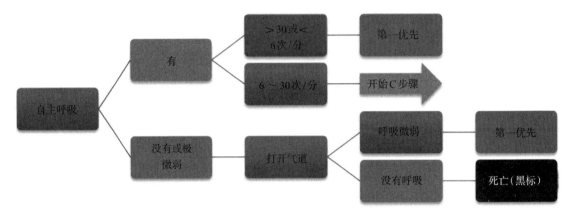

图 7-2 呼吸检查

感觉"即听有无呼吸声,看胸部有无起伏,用面颊感受气流。C(circulation):循环检查。可以通过触及桡动脉(图 7-3)和观察指端毛细血管充盈时间来完成。动脉搏动和充盈时间小于 2 s 者为循环良好,可以进行下一步检查,若大于 2 s,为循环衰竭的危重伤员,应标记为红标患者,优先救治。D(disability):意识检查(图 7-4)。意识判断应使用简单的指令,如睁眼、张口、抬手等动作。不能正确回答或者按照指令做动作者,多为重伤员,需优先救治;反之则为轻伤员,标黄标,暂时不予处置。但是,轻伤员的伤势可能隐匿,如内脏损伤,肝、脾膜内大出血,因此需要及时复评。简明检伤分类法流程见图 7-5。

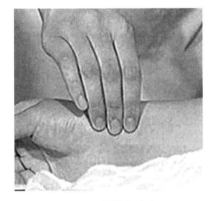

图 7-3 触摸桡动脉

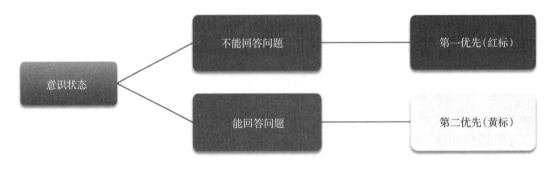

图 7-4 意识检查

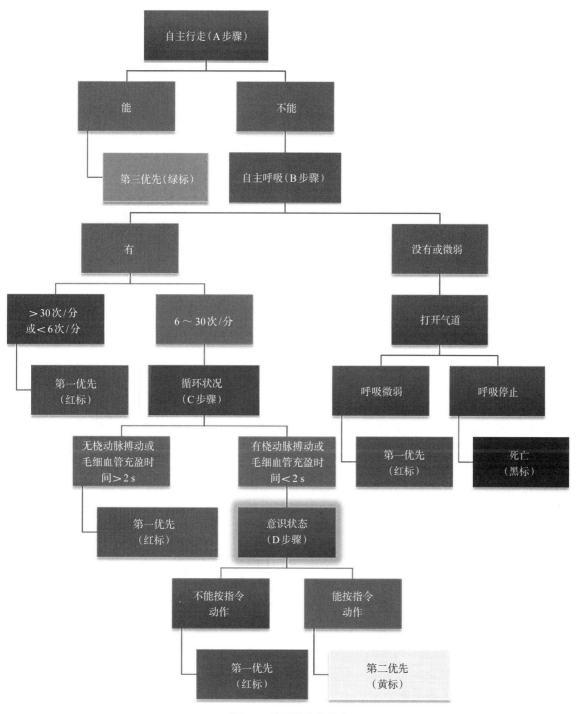

图7-5　简明检伤分类法

（3）救护区域的设置和伤员分类卡的填写：利用简明检伤分类法，区分出不同级别的伤员，对伤员进行标识后送达相应的区域，相应区域可用彩旗显示，在混乱的灾害事故现场，如果条件允许，应填写伤员伤情分类卡。

2. **护送伤员**　救护人员协助医护人员将伤员尽快送到医院救治，在救治途中要随时观察伤员病情变化，配合抢救。

3. **医院救治**　将伤员送到医院后接受进一步的院内急救治疗。

笔记栏

第二节 水 灾

一、概述

一般所指的水灾,以洪涝灾害为主。水灾威胁人民生命安全,造成巨大财产损失,并对社会经济发展产生深远的不良影响。防治水灾虽已成为世界各国保证社会安定和经济发展的重要公共安全保障事业,但根除是困难的。至今世界上水灾仍是一种影响最大的自然灾害。

我国的洪水具有季节性、规律性、普遍性、区域性、破坏性的特点,大多发生在七、八、九三个月,集中在中、东部地区。暴雨、山洪引发的洪涝灾害还会诱发山崩、滑坡、泥石流等次生灾害。

二、避险原则

(1)关注天气预报,及时预警,迅速传递信息,做好紧急预案。

(2)有序转移到地势高、地基牢固的地带。

(3)关闭煤气阀门和电源开关,防止次灾害发生。

(4)溪、河水迅速上涨时,不要沿着河谷跑,应向河谷两岸高处跑。山体滑坡时,不要沿滑坡体互动方向跑,应向滑坡体两侧跑(图7-6)。

(5)水位上涨,房屋被淹,应向屋顶、大树处转移,可用绳子将身体与固定物相连,以防被洪水冲走,与此同时,还应积极自制逃生筏,一切可漂浮的物品都可以利用,如木板、柜子、泡沫、用塑料袋或保鲜膜密封塑料盆、塑料桶等。

(6)落水后应保持镇静,切勿大喊大叫,以免水误入呼吸道。抓住一切可漂浮的物品,双足不停踩水,双手不断划水,尽可能保存体力。

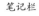

图7-6 山体滑坡逃生方向

三、应急救护原则

(1)启动应急预案,转移被困人员。

(2)营救落水者。

(3)组织伤员送医院救治。

第三节 地 震

一、概述

地球上每年约发生500多万次地震,即每天要发生上万次的地震。真正能对人类造成严重危害的地震大约有十几次,能造成特别严重灾害的地震大约有一两次,如我国唐山大地震、汶川地震,日本关东地震。按破坏程度分类,可分为4类。① 一般破坏性地震:造成数人至数十人死亡,或直接经济损失在一亿元以下的地震。② 中等破坏性地震:造成数十人至数百人死亡,或直接经济损失在一亿元以上、五亿元以下的地震。③ 严重破坏性地震:人口稠密地区发生的七级以上地震、大中城市发生的六级以上地震,或者造成数百至数千人死亡,或直接经济损失在五亿元以上、三十亿元以下的地震。④ 特大破坏性地震:大中城市发生的七级以上地震,或造成万人以上死亡,或直接经济损失在三十亿元以上的地震。

地震直接灾害是地震的原生现象,如地震断层错动,以及地震波引起地面振动所造成的灾害。主要有地面的破坏、建筑物的破坏、山体等自然物的破坏(如滑坡、泥石流等),海啸、地光烧伤等。建筑物的倒塌是地震造成人员伤亡最主要的原因。地震次生灾害是直接灾害发生后,破坏了自然或社会原有的平衡或稳定状态,从而引发出的灾害。主要有火灾、水灾、毒气泄漏、瘟疫、心理创伤等。其中火灾是次生灾害中最常见、最严重的。交通、通信、供水、供电、供气输油等工程成为生命线工程,强烈的地震可能使生命线工程遭到破坏,从而使现代化城市瘫痪。

地震前兆有如井水的升降、变浑,动物行为反常,地声、地光等。当前的科技水平尚无法预测地震的到来,未来相当长的一段时间内,地震也是无法预测的。对于地震,我们更应该做的是提高建筑抗震等级、做好防御。

地震灾区的医疗救援工作非常艰巨,需要多方面如交通、通讯联络、水电供应等的密切配合。震后20 min,压埋人员抢救成功率为98.3%;震后1 h为67.3%。90%的幸存者在24 h内得救,又被称为"黄金24小时"。

二、避险原则

(一)果断逃生

接到地震预报或者发现前兆后,做好逃生准备,尽可能迅速撤离。虽然地震发生在瞬间,但是仍然有数秒钟的思考机会,地震的纵波振动方向与波的传播方向一致的波,传播速度较快,到达地面时人感觉颠动,物体上下跳动;而横波的振动方向与波的传播方向垂直,传播速度比纵波慢,到达地面时人感觉摇晃,物体会来回摆动,人们通常感觉到上下颠簸10 s左右才感觉到左右摇晃,选择逃生机会就是在横波到来之前的数秒钟之内,被称为"12 s自救机会"。在收到预警信号时,应冷静判断周围环境,是尽快撤离还是就地避险。

(二)紧急避震

在地震发生时,要根据平时的防震知识和实际情况,寻找安全地方紧急避震。

1. 室内避险

(1)躲在最近的安全地点,选择就近的家具形成的三角空间,跨度小的开间,如厨房、卫生间或承重墙角,暂时躲在此处,等震感完全消失后再逃离房间。躲避时采用蹲下、闭眼、双手抱头的姿势。

(2)在家里不能停留在床上或房间中央,如果在学校或公共场所,应听从老师或者现场指挥,避开玻璃门窗,避开高大不稳和摆放重物、易碎的货架,避开广告牌、吊灯等高耸物或悬挂物,同时保护好头部。在平房里,要迅速跑出到安全地带。在高楼里不能到阳台、楼梯,更不能搭乘电梯。

(3)在两次震感之间的间歇期迅速撤离到室外。已经到室外的,不要再返回室内取物,因为存在余震的危险。

(4)发生地震时在公共场所的人群,切忌胡挤乱跑,以免因拥挤、踩踏造成伤亡,应服从统一的指挥,有序地从安全通道疏散到安全空旷的地方。

2. 户外避震

(1)就地选择开阔地蹲下或趴下,不要立即返回室内。

笔记栏

（2）避开危险物，如变电器、电线杆、路灯、广告牌等；避开高大建筑物，如有玻璃幕墙的建筑、过街桥、立交桥、高大烟囱、桥面等。

（3）在野外，不要在山脚下、悬崖边停留。

（三）震后自救

（1）判断周围环境，并且尽力改善环境，扩大生存空间寻找脱险机会。

（2）保证呼吸通畅，闻到异味时用湿衣服捂住口鼻。

（3）不要大喊大叫，保存体力。听到动静，及时制造声响发出求救信号。

（4）尽量寻找和节约饮用水，设法延长生命，等待救援。树立生存的信念，千方百计保护自己。

三、应急救护原则

（一）现场指挥

救护人员根据现场特点，包括建筑物倒塌程度、可能受伤人数和地点，选择安全的救护场地。组成现场救护指挥站，组织救援人员让伤员脱离受伤现场，选择安全的地点作为临时医疗点。

（二）快速救人，先近后远，先易后难

时间就是生命，随着时间延长抢救成功率迅速下降，如果舍近求远，会错失良机。将容易救援的人救出后，可以扩大救援队伍。

（三）先救命，后治伤

（四）伤员的现场分类

根据伤员的受伤程度对伤员进行分类（参见第七章第一节），进行相应的救护和转运。

（五）震后互救

（1）通过各种办法判断被埋人员的位置，特别是头部，再进行救援。仔细观察有没有露在外面的肢体、血迹、衣服或其他迹象，特别注意门道、屋角、床下等处。对埋在瓦砾中的幸存者，要先建立通风孔道，以防窒息。

（2）挖出伤者后立即清除口鼻异物，蒙上双眼，避免强光刺激。

（六）预防余震灾害

强烈的地震之后，短期内往往会有较强的余震，使受到破坏的建筑物再次坍塌。因此，要积极预防余震灾害，保护自身及他人安全，可以搭建防震棚，同时做好卫生防疫工作。

（七）心理救助

在救助现场，应体现人文关怀，积极开展心理救援工作。

第四节　火　　灾

一、概述

火灾既是"天灾"，也是"人祸"。在各类自然灾害中，火灾不受时间、空间限制，是发生频率最高的灾害，不仅烧毁财物造成严重的经济损失，还会致人死亡、残障和心理创伤。

火灾中，伤者死亡的原因并非高温烘烤或火烧致死，而是大火中的有毒气体中毒窒息而死。浓烟中窒息死亡的主要原因是一氧化碳中毒，人吸入一氧化碳的允许浓度为0.2%，当空气中一氧化碳浓度达到1.3%时，吸入两三口就会失去知觉，吸入1～3 min就会死亡。常用建筑材料燃烧所产生的烟气中，一氧化碳含量高达2.5%，聚氧乙烯、尼龙、橡胶等燃烧产生的剧毒气体对人的威胁更大。

火灾现场，慌不择路跳楼而从高处坠落导致的严重伤害；在人群聚集的公共场所发生火灾时由

笔记栏

于秩序混乱导致的踩踏伤人也是造成火灾死亡的原因。

二、避险原则

（一）报警

一旦发现火灾，立即拨打火警电话119，报警内容要求能够准确描述：地点、燃烧物质、火势大小、有无人员被困、进入火场路线，以及联系人姓名、电话，并派人去路口接应消防车。

（二）扑救

在报警的同时要争取时间采用各种方法灭火，万不可坐等消防员的到来而失去灭火时机。火灾初期阶段火势较弱、燃烧面积不大，烟气流动速度较慢，火焰辐射热量小，周围物品和建筑结构温度上升不快。这个阶段要全力进行扑救，即使不能完全扑灭也能控制火势蔓延。灭火时，应根据燃烧物的性质，选择正确的灭火方式。灭火的基本方法为去掉可燃物、降低燃烧物的温度、使可燃物与空气隔绝，三者任选其一即可。其他注意事项如下。

（1）电器着火立即切断电源，用干粉或气体灭火，不可泼水。

（2）身体着火时，切忌奔跑，应立即躺下，用厚湿的衣服覆盖或翻滚灭火。

（3）液化气罐着火立即关闭阀门，可用浸湿的被褥、衣物等捂盖。

（4）油锅着火，要迅速关闭燃气阀门，盖上锅盖或湿布，也可以把切好的蔬菜倒在锅里。

（三）减轻火灾时浓烟危害的方法

（1）大量在地面喷水、放水，使所处场所不易起火。

（2）发现其他房间和楼层起火，不要轻易打开房门，应关闭、封住与火场相连的门窗，可用被单和衣物等将门缝封住，防止烟雾进入和火势蔓延。

（3）用浸湿的衣物和被褥包裹身体和堵塞门缝，并泼水降温。

（四）逃生

如果火势较大，超过自己的扑救能力范围，应想办法逃生。

（1）选择安全线路逃生，寻找安全地点避险，防止建筑物燃烧后倒塌砸伤、挤压伤。到陌生的地方，应先熟悉安全通道、出口。不要把宝贵的逃生时间浪费在穿衣或者寻找、撤离贵重物品上。

（2）在烟火中逃生，应注意防护，用湿毛巾捂住口鼻，尽快冲出浓烟的环境。

（3）向外逃生时采取低姿弯腰行走，因为距离地面30～60 cm有毒烟雾较少。如在室内等待救援，应注意放低头部。

（4）房门把手已经烫手说明大火已到门外，切忌开门，应在室内等待救援。

（5）不要在火灾时大喊大叫，防止呼吸道烧伤。

（6）高处建筑发生火灾，逃生时切忌坐电梯和无保护措施从高处跳下。

（7）利用身边结实的绳索或用床单、窗帘、衣服等自制简易救生绳，用水打湿，一端穿在门窗栏杆或暖气上，另一端甩到楼下，沿绳索滑到安全楼层或地面。若楼层不高，被迫跳楼，先扔下棉被、海绵床垫等，跳下时应尽量缩小落差，落地前双手抱紧头部，身体蜷缩，减少损伤。

（8）被烟火围困，暂时无法逃离，应积极发出信号，寻求救援。白天向窗外晃动鲜艳衣物，夜晚用手电筒或敲击东西的方法，及时发出求救信号。

三、应急救护原则

（1）迅速转移伤员，将伤员置于安全、通风处，解开衣领、腰带，适当保温，出入烟雾较重的地方，应做好有效的防护措施。

（2）保持伤员呼吸道通畅，检查有无烧伤，给予相应的处理。

（3）保护烧伤创面。用流动的清水冲洗烧伤部位，迅速脱去或剪开伤员衣服，暴露创面。保护表皮，防止创面污染，用清洁的衣物或床单简单包扎。手足被烧伤，应将各个指、趾间加敷料再包扎，防止粘连。

笔记栏

（4）经急救后,应尽快送往医院救治,转运途中要密切观察伤员的生命体征,对病情较重者进行补液,伤员口渴可喝烧伤饮料或淡盐水。

第五节　龙　卷　风

一、概述

龙卷风是大气中最强烈的涡旋的现象,常发生于夏季的雷雨天气时,尤以下午至傍晚最为多见,影响范围虽小,但破坏力极大。

龙卷风经过之处,常会发生拔起大树、掀翻车辆、摧毁建筑物等现象,它往往使成片庄稼、成万株果木瞬间被毁,令交通中断,房屋倒塌,人、畜生命和经济遭受损失等。其特点有以下几点。

（1）移动路径多呈直线,袭击范围较小,直径一般在十几米到几百米之间。

（2）移动速度较快,一般为40～50 km/h,最快可达100 km/h。移动距离一般为几千米,少数也可达数十千米。

（3）持续时间较短,往往只有几分钟到几十分钟,最长不超过1 h。

（4）出现的随机性大,因此很难预报。

（5）有强弱之分,弱的仅能卷起衣服和草堆,强的则能拔树掀房,摧毁车辆、桥梁,也能把人、畜吸走。

二、避险原则

（1）关注天气预报,注意龙卷风预警。

（2）识别龙卷云。龙卷云除具有积雨云的一般特征以外,在云底会出现乌黑的滚轴状云,当云底见到有漏斗云伸下来时,龙卷风就会出现。

（3）野外遭遇龙卷风时,记住要以最快的速度垂直与龙卷风前进路线的方向逃离。来不及逃离的,要迅速找一个低洼地,以脸朝下,闭上嘴巴和眼睛,用双手、双臂保护住头部方式趴下。要远离大树、电线杆、简易房等,以免被砸、被压或触电。

（4）在室内,要避开窗户、门和房子的外墙,躲到与龙卷风方向相反的小房间内抱头蹲下。同时,用厚实的床垫或毯子罩在身上,以防被掉落的东西砸伤。

三、应急救护原则

（1）先救命后治伤,伤员较多时,立即进行检伤分类。

（2）给外伤伤员进行止血、包扎、骨折固定等。

第六节　交　通　事　故

一、概述

交通事故指车辆在道路上因过错或者意外造成人身伤亡或者财产损失的事件。交通事故不仅是由不特定的人员违反交通管理法规造成的,也可以是由地震、台风、山洪、雷击等不可抗拒的自然灾害引起。陆路交通事故是意外伤害的大户,车祸已经成为当今社会的公害。

二、避险原则

遵守交通规则,不乱穿马路,不占用应急车道,不随意超车变道。

三、应急救护原则

（1）现场组织。预防次生灾害发生,如火灾、易燃易爆或有毒物质泄露,一旦发生组织扑救将危险降至最低。

（2）根据伤情检伤分类。

（3）对于出血者,立即止血包扎；正确处理气胸伤员；正确搬运伤员,在交通事故中容易出现脊柱的损伤,所以在搬运时,要特别预防颈椎、脊髓的损伤。

小　结

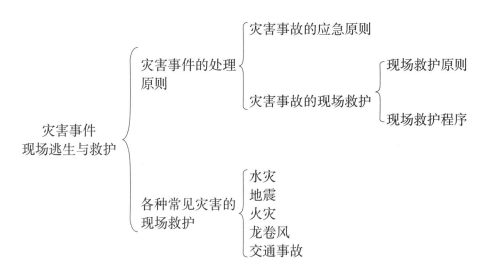

【思考题】

（1）在一地震救援现场,如何对伤员进行伤情分类?

（2）火灾中如何逃生?

（韩婷）

第八章

危机事件心理救助

- **掌握**：心理救助的常用方法。
- **熟悉**：危机事件中心理创伤的种类和心理救助的重要性。
- **了解**：心理救助救护员自我调节的方法。

第一节　危机事件中的心理创伤

在危机事件中，救护员的首要任务是向伤员提供应急救护"维持生命、防止伤势恶化，促进复原"。然而，危机事件对人的伤害是立体的，它不仅造成生理上的伤害和物质上的损失，并且对目睹了灾害发生、失去亲人、失去家园、受到伤害的幸存者带来极大的心理冲击。危机事件发生后的心理救援已成为现代救援中人们越来越关注的内容。生命救援是为了挽救人的生命，物质救援是为生命提供必要的物质支持，心理救援则是让人积极、健康、有意义地活着。

心理危机是与正常状态相比较而言的另一种状态。在正常状态下，人们的心理是努力保持一种内心的稳定状态，保持自身与环境的平衡与协调。在这一过程中，我们努力去认识一些规律性的现象，从而使生活变得可以控制和预料。但是当发生重大突发事件或变化时，这些规律都被打破了，生活一下子陷入了混乱，个体遇到了难以解决的困难，随后出现了无所适从，甚至是思维和行为的紊乱，即进入了一种失衡状态，这就是心理危机状态。

面对突发的危机事件，由于个人的经历、处理问题的方式及对危机认知的不同，每个人的反应也各异。几乎所有的人在经历危机事件后都会有不同程度的困扰，但只要处理得当，经过一段时间（通常 2～4 周），便会逐渐平复下来。无论反应如何，经历创伤事件后，伤员的心理过程大致可以分为以下三个阶段：震惊期、修复期、重整期。

1. **震惊期**　危机事件发生时的恐怖和紧张场面作为一个巨大的应激源，强烈地刺激着伤员，机体会本能地做出一系列的反应，这个阶段通常由数分钟到 24 h。可能会出现的反应包括生理反应、行为反应和情绪反应（表 8-1）。

2. **修复期**　伤员在度过震惊期之后，开始进入修复期，逐渐从巨大的震惊中恢复过来，开始理性地看待周围的事件，慢慢学会接受和处理危机事件引起的后果。这是一个学习和适应的过程，一般持续数天至数个星期。修复期可能出现的反应见表 8-2。

3. **重整期**　随着时间的推移，伤员开始重整自己的生活，各种症状会逐渐平复，虽然仍不时想起创伤事件，但逐渐能控制情绪，走出阴霾，能集中注意力去应付日常的生活和工作。这个阶段通常持续需要数星期。

笔记栏

表8-1 危机事件中伤员震惊期可能出现的反应

生理反应	行为反应	情绪反应
心跳加速	惊慌失措、无所适从	激动
呼吸急促	哭泣	麻木、呆滞
头晕、头痛	大喊大叫	愤怒
恶心、呕吐	精神运动型抑制，如发呆、运动困难甚至	内疚
	瘫痪	
出汗、发冷		
大小便失禁		

表8-2 危机事件中伤员修复期可能出现的反应

生理反应	行为反应	情绪反应
疲倦、浑身无力	逃避与危机事件有关的事物	悲伤
头痛、胃疼	出现退行性行为：如哭泣、生活不能自理	恐惧
发冷	药物、酒精滥用	愤怒
睡眠障碍		内疚

以上三个阶段为一般情况，实际情况因人而异，大部分人能顺利渡过危机事件的这几个阶段。若这些压力反应持续存在且妨碍伤员的正常生活超过1个月，则很可能发展为创伤后应激障碍，此时应该寻求专业临床心理医生或咨询师的帮助。

第二节 危机事件中心理创伤的救助

急救现场的心理救助是在危机事件的特定环境中进行的，是对伤员实施的紧急精神卫生服务，必须在极短时间内完成，减少伤员心理创伤，协助他们适应当前的环境，提高及时且持续的安全感，并提供生理和情感方面的舒缓。为了有效地开展心理救助，救护员应了解不同时期的心理创伤表现，开展心理援助的原则、方法等。

一、危机事件中心理救助的原则

心理救助不是治病。危机事件中，大部分人包括目睹灾难的急救人员都会有情绪或者心理耗竭的表现，这是正常人对异常事件的正常反应。所以心理创伤通常是正常人在危机事件中的正常反应，心理救助不是治病。

这些反应对于大多数人而言是短暂的，救护员作为第一现场人员，在提供生理急救的同时，提供的也是一种温暖的心理帮助，这些帮助有助于伤员更快地克服心理创伤。

受危机事件的影响，许多人会变得很敏感，也很少有人会去标有"心理卫生""心理救助"的地方寻求帮助，救护员应该敏锐觉察幸存者的心理状态并采取积极主动的方式去开展心理救助。少部分人可能会遭受严重的心理反应，这些情况需要转介给专业的心理咨询师或临床心理医生，救护员不对受到严重干扰的人提供直接的治疗，而是需要了解他们的需求并协助他们找到恰当的治疗资源。

心理救助是帮助伤员取得资源、恢复正常生活秩序。大部分的幸存者一方面遭受极大的心理冲击，另一方生活秩序受到极大的摧残，为了快速恢复生活秩序，救护员应该在能力范围内提供各种可利用的资源和信息，帮助伤员取得生活必需品和稳定的生活空间、找到亲人及为了应对危机而成立的相关的组织，这对伤员物质和心理双方面都是极大的帮助。

笔记栏

二、危机事件中心理救助的内容

1. 照顾伤员的基本需要　　震惊期伤员思维混乱缺乏理性的分析,救护员可能需要替他们作简单的决定和满足其一定的生理需求,如联系亲友、去往何处,协助收拾随身物品,同时提供安全的食物和水,适当向伤员讲解急救现场的情况、取得的进展。救护员应沉着冷静有序地进行抢救和护理,增加伤员的安全感和信任感。

2. 脱离应激源　　危机事件发生后,整个现场对于伤员都是强烈的应激源,现场的场景、鲜血等对其都是恶性刺激,从而进一步加重伤员的心理反应。暴露事件越长,强度越大,症状越严重。所以,现场心理救助的首要任务就是尽可能将暴露在应激源下的人员撤离到安全地带。若暂时无法撤离,可对现场进行处理。

3. 陪伴和安慰　　在危机环境中陪伴在伤员身边,使他们有安全感,帮助他们冷静下来。陪伴时可轻拍伤员的肩膀和双手,受到性别、年龄、文化背景等因素的影响,每个人需要保持的身体距离不同,这些都是救护员们应当注意的问题。除此之外,救护员还可以创造一种接纳的氛围,对伤员的所有反应和感受都无条件地接受和理解,告诉他们这些反应都是正常的。

4. 积极倾听　　用心倾听,包括伤员的语言表达和非语言表达,如语气、动作等,争取对受助者有全面的了解。与此同时保持眼神接触,努力体验和了解受助者的感受和思想,给予恰当的反馈,使伤员感受到关心,并鼓励他们表达。若伤员想与你谈论有关这次事故,只需要用心倾听,提供支持,避免要求他们深入描述创伤经历。要有同理心,即设身处地对伤员产生一种“人同此心,心同此理”的了解,明白他们在事故中受到的创伤和心理需求。如有家属在场可以合作给予支持,真诚的关心是最大的心理支持。

让伤员适当地抒发情绪。对震惊麻木的伤员,救护者应鼓励其情绪的表达,通过哭泣、叫喊等外显的方式将消极情绪表达出来,解除情绪对机体的不良束缚。

5. 保证安全　　处理有自杀、自残倾向的伤员注意自己和其他人的安全,因为这类伤员可能藏有尖锐的物体。谈话时保持平静和从容,努力接受伤员,不要随意批评或评论。了解他们的社会支持系统,确保他们不是一个人,替他们寻求专业的协助,如临床心理医生。

6. 恰当运用心理技术　　救护者在进行现场心理救助过程中,除了心理支持外,运用恰当的心理治疗技术十分有效,尤其是针对伤员各种强烈的情绪和躯体反应。

放松疗法是最简单可行的一种方法,是通过训练有意识地控制自身的心理生理活动、降低唤醒水平、改善机体紊乱功能的心理治疗方法。在紧急状况下,伤员很难考虑到这些方法,救护者应该对其指导和监督,能帮助伤员恢复机体和情绪的平静。

这里介绍一种常用的方法,腹式呼吸法。腹式呼吸是让横膈膜上下移动,由于吸气时横膈膜下降,将脏器挤到下方,因此肚子会膨胀,而非胸部膨胀。吐气时横膈膜将上升,因而可以进行深呼吸,吐出较多易停滞在肺底部的二氧化碳。腹式呼吸以一种更加放松的方式取代了由于焦虑或自律神经兴奋出现的浅而快的呼吸,使肺内的氧气交换更有效,从而增加血氧浓度,降低因缺氧而致的各种不适的感觉,减轻患者焦虑。具体操作方法为:指导伤员右手放在腹部肚脐,左手放在胸部,吸气时最大限度地向外扩张腹部,胸部保持不动,呼气时最大限度地向内收缩腹部,胸部保持不动。循环往复,保持每次呼吸的节奏一致。细心体会腹部的一起一落。经过一段时间的练习之后,就可以将手拿开,只是用意识关注呼吸过程即可。注意:① 呼吸要深长而缓慢。② 用鼻吸气用口呼气。③ 一呼一吸掌握在 15 s 左右,即深吸气(鼓起肚子)3 ～ 5 s,屏息 1 s,然后慢呼气(回缩肚子)3 ～ 5 s,屏息 1 s。

笔记栏

第三节　救护员的心理保健

救护者在处理各种创伤事件和对伤员进行救助时,自己的内心同样也经历了强烈的冲击。因此,救护者自身的心理保健对于维护其心理健康具有至关重要的作用。救护员要能充分认识到急救工作可能带来的反应,积极主动地进行自我心理健康保健。

1. 随时察觉自己,主动放松   在繁忙紧张的急救工作中不要忘记随时察觉自己,如果发现自己的心思已经完全被灾难造成的物质或生理伤害震撼,而忽视了自己的心理感受和伤员的心态,就意味着救护员忘记了自己开展心理救助的任务。

因此,救护员首先要学会的就是主动放松,将紧张的神经、肌肉及心理状态都松弛下来,让身心能够得到充分的休息。最简单有效的方法就是放松训练,救护者应该经常练习,熟练运用,争取能在紧张环境中驾驭身体,得到及时的放松。

2. 团队合作,合理倾诉   鼓励运用"伙伴关系"来提醒彼此的压力与需求。可以尝试着把自己的喜怒哀乐说给别人听。相互提醒按时休息。急救队伍组织者,可以开展一些团队减压训练,为团队安排固定时间段讨论工作中心理和情绪上的冲击,帮忙确认和减轻与工作有关的压力源,并提供团队队员之间的支持。

可以运用分享统整的方式,来让救护员表达自己参与的急救工作对自己心理和情绪造成的冲击。当分享统整团体是与一群共同工作的团体成员一起进行时,会额外有一层的同理、了解和来自同伴的支持。与此同时,分享统整团体也担负着教育的目的,告知救护员一般的压力和哀伤反应,过渡时期的问题,以及他们可以运用的调试方法。

3. 注意休息和营养   保证足够的睡眠、放松和运动,注意营养。健康的身体、充沛的精力是急救工作的首要条件。

小 结

心理救助 {
- 危机事件中的心理创伤
- 危机事件中心理创伤的救助 {
  - 危机事件中心理救助的原则
  - 危机事件中心理救助的内容
  }
- 救护员的心理保健
}

【思考题】

(1)危机事件中伤员的压力反应主要分为几个阶段?
(2)救护员在危机事件中心理救助的主要内容有哪些?
(3)结合自身状况谈谈危机事件中救护员自身如何进行心理保健。

(韩婷)

笔记栏

推荐补充阅读书目及网站

北京市红十字会.急救手册:初级.北京:北京教育出版社,2009.

葛均波,徐永健.内科学.8版.北京:人民卫生出版社,2013.

美国心脏协会.心肺复苏及心血管急救指南更新,2015.

邱海波.ICU主治医师手册.2版.南京:江苏科学技术出版社,2013.

权正良.高等院校急救手册.西安:陕西科学技术出版社,2012.

上海红十字会.现场初级救护手册.上海:上海交通大学出版社,2008.

深圳市急救中心.大众必备急救应急手册.成都:成都时代出版社,2014.

沈洪,刘中民.急诊与灾难医学.2版.北京:人民卫生出版社,2013.

童培建.创伤急救学.北京:中国中医药出版社,2012.

叶蓓,舒闻铭.困境人员心理救助手册.北京:中国经济出版社,2014.

张波,桂莉.急危重症护理学.4版.北京:人民卫生出版社,2017.

中国标准化管理委员会.临床常用急救操作技术.北京:中国质检出版社,2012.

中国红十字会总会.常见急诊与避险逃生.北京:人民卫生出版社,2013.

中国红十字会总会.救护概论与教学法.北京:人民卫生出版社,2013.

中国红十字会总会.心肺复苏与创伤救护.北京:人民卫生出版社,2013.

主要参考文献

美国心脏协会.2015心肺复苏及心血管急救指南更新,2015.

上海市红十字会.现场初级救护手册.上海：上海交通大学出版社,2009.

王小团.现场急救.南京：南京大学出版社,2014.

于学忠,黄子通.急诊医学.北京：人民卫生出版社,2015.

张波,桂莉.急危重症护理学.北京：人民卫生出版社,2017.

邹晓平.现场急救.2版.苏州：苏州大学出版社,2014.